KB265717

의학의 달인이랑
식사하실래요?

– 닥터 콜롬보의 메디컬 에피소드 2 –

초판1쇄 발행 2013년 10월 25일
초판2쇄 발행 2014년 5월 31일

지은이 **김응수·김명희** | 펴낸이 **최대석** | 펴낸곳 **행복우물** | 디자인 **디자인여우야**
등록번호 **제307-2007-14호** | 등록일 2006년 10월 27일
주소 **경기도 가평군 가평읍 경반리 173** | 전화 **031-581-0491**
팩스 031-581-0492 | 이메일 danielcds@naver.com

ISBN 978-89-93525-20-5(44510)
정가 14,000원

의학의 달인이랑
식사하실래요?

- 닥터 콜롬보의 메디컬 에피소드 2 -

김웅수 · 김명희 지음

행복우물

하얀 가운이 잘 어울리는

___________________ 에게

___________ 가

이 책의 등장인물들과 사랑하는 딸 가윤, 하윤에게

아빠 : 딸들과 이야기하길 좋아하는 의사로
　　　밥 먹을 때마다 의사 위인전을 들려주는 것이 취미다.

엄마 : 맛있는 음식을 뚝딱 만드는 요리의 달인으로
　　　간혹 재미있는 이야기를 들려준다.

언니 : 유난히 깔끔을 떠는 깔끔이.
　　　아빠 이야기에 관심이 있으나 따분해 한다.

동생 : 6년 터울인 튼튼이.
　　　엄마가 아빠보다 재미있게 이야기한다고 말해
　　　아빠를 당황하게 한다.

의사 : 제너, 밴팅, 에를리히, 라에네크를 비롯한 여러 의사.

의학자 : 마리 퀴리, 뢴트겐, 메치니코프.

기타 : 앙리 2세, 몬테규 부인, 오그스트 쿤트 교수를 비롯한 이름이 나오는
　　　사람들과 카를 5세, 펠리페 2세, 화가 칼카르, 학자 유희춘을
　　　비롯한 이름도 나오지 않는 사람들.

2권에 등장하는 1권의 의사·의학자 : 루돌프 비르호, 편작, 레벤후크,
　　　조세프 리스터, 요한 페터 프랑크, 노구치 히데요, 존 헌터,
　　　알 라지, 지그문트 프로이트 등

(1권을 읽어보세요)

의사 이야기는 재미없다?

위인의 시대가 지고 유명인의 시대가 왔다고 합니다.

정말 위인의 시대는 한물갔을까요?

어느 수필가의 말을 빌리지 않더라도 인간의 역사란 여전히 몇몇 안 되는 걸출한 사람들이 써내려간 멋있는 이야기입니다.

그렇다면 의사라는 직업에서 위인은 필요할까요?

상한 마음을 달래고 병든 사람의 어깨를 다독거린 의사 위인은 뜻을 이루려고 남을 짓밟는 다른 분야의 위인과는 달리 젊은이에겐 긍정적인 삶을 사는 지혜를 주고, 어린이에겐 앞날을 미리 보는 거울이 되는 바람직한 기능을 가집니다.

이 책에는 성공한 의사만 나오지 않습니다. 의사를 하고 싶어도 포기할 수밖에 없었던 사람이 있는가 하면, 어쩔 수 없이 괴로워하며 의사를 했던 사람의 이야기도 있습니다. 의사라는 직업은 성공한다 해도 다른 직업처럼 남을 정복하거나 권력을 휘두르지 못합니다. 그래서 그들이 이룬 뛰어난 결과의 뒤편에는 꿈을 이루려는 열정만큼이나 엄청난 눈물과 좌절이 숨어있습니다. 의사의 이야기를 읽으면서 어린이는 어릴 때부터 삶을 앞으로만 보지 않고 옆에서 볼 수 있는 지혜를 기르고, 젊은이들은 어려움이 닥쳤을 때 바닥을 치며 올라오는 힘을 배우리라 생각됩니다.

이번 책은 첫 번째 책보다 두세 살 많은 딸에게 들려주는 의사 이야기로 기획되었습니다. 따라서 첫 번째 책보다 조금 더 복잡한 역사와 의학지식이 나옵니다. 위인전을 읽을 때 걸림돌 가운데 하나가, 주인공 말고도 수많은 등장인물과 생소한 이름 따위가 읽는 맛을 잃게 만드는 것입니다. 이 책은 어려운 용어와 수학공식 같은 숫자를 가능하면 없애고, 도시, 장소, 병원이나 사람의 이름도 주인공과 직접 관련 있는 고유명사가 아니면 되도록 생략했습니다. 대신에 주요 인물을 이해하는데 도움이 될 수 있게 끝부분에 약력을 달았습니다.

지난 시절, 의사는 의학뿐만 아니라 과학, 철학적인 교양도 지닌 지성인이어서 사람들로부터 존경을 받고 비교적 풍족한 삶을 누렸습니다. 그러나 요즘은 의학이 세분화 되고 경제적인 논리가 앞서다 보니 의술을 배우기보다 기술만 습득하여 지성인으로 한계를 드러낼 때가 적지 않습니다.

의사 파라켈수스는 의학을 받치는 네 개의 기둥 가운데 큰 기둥이 병든 사람들을 불쌍히 여기는 마음이라고 했습니다. 이 책에는 의사의 업적보다 아픈 사람을 이해하고, 제 몸처럼 치료하고자 했던 인간적인 이야기로 가득 차 있습니다. 그래서 어떤 철학을 가지고 어떻게 역경을 극복하여 의사 생활을 했는지 알려주고자 합니다.

우리는 의학의 뒷이야기를 담은 지루하지 않은 책을 내놓습니다. 사람들은 뒷이야기라고 하면 그런 이야기가 어디에 있냐고 묻곤 합니다. 그래서 일부나마 출처를 밝혔습니다. 그러나 뒷이야기란 없던 사건이 만들어지기도 하고, 과장되기도 하며, 더러 의사 이름이 바뀌기도 합니다. 그만큼 의사 위인전을 만드는데 자료를 구하기가 어려웠습니다.

이 위인전은 열다섯 해 전 개인적인 굴곡이 있은 다음 의사 비르효를 이야기하며 처음 쓰기 시작했습니다. 에드워드 제너가 고슴도치의 가시털에 찔리며 괴로움을 잊었듯이 위인전의 자료를 모으며 그때의 어려움을 이겨냈습니다. 그러나 글을 쓰면 쓸수록 부족함을 느껴 그동안 적지 않은 자료를 구하느라 많은 분의 도움을 받았습니다.

마지막으로 첫딸 가윤의 산뜻한 교정, 정병권 화백의 재미있는 그림, 또 행복우물 출판사의 세심한 배려가 책의 아름다움을 더해 주었습니다.

지금이야말로 위인이 필요한 시대입니다.
가슴속의 불을 지필 수 있는 위인이 필요합니다.
'태극기가 바람에 펄럭입니다.'
지금도 초등학교 운동장에선 어린이들이 노래를 부릅니다.
크나큰 꿈을 지닌 어린이들의 노래가 끊이지 않게 언제까지나
바람에 펄럭이도록 태극기를 힘지게 흔들고 싶습니다.

의사 이야기가 여러분의 밥상 위에 있습니다.
자, 이제 의학의 달인이랑 밥을 먹으며 유쾌한 여행에 빠져
듭시다.

2013년 가을
의사당 불빛이 내려다보이는 당산에서

김웅수 · 김명희

차 례

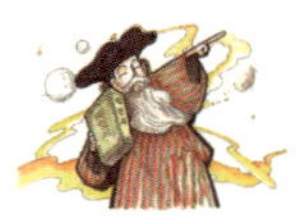

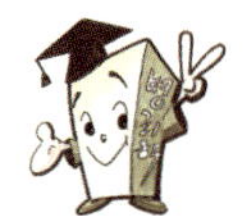

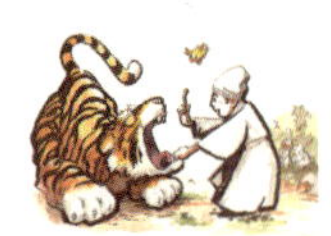

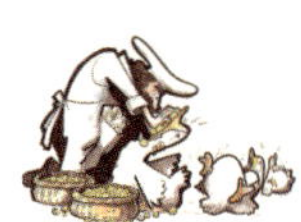

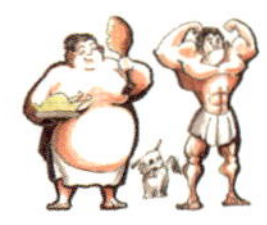

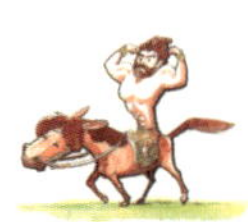

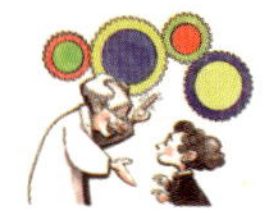

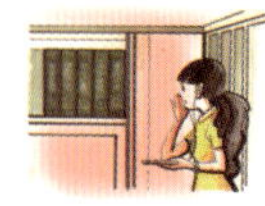

백신(예방주사)은 암소라는 뜻이에요

옛날엔 무서운 질병이었지만 지금은 없어진 병도 있단다. 대표적으로 천연두라는 병을 들 수 있지. 옛날 이집트의 파라오 미라를 보니까 말이야. 세 사람이나 얼굴에 얽은 자국이 있고 람세스 5세는 마흔의 나이에 천연두로 죽었다는구나. 그런 무서운 천연두를 1980년 5월 세계보건기구 총회에서 '사라진 질병'이라고 선언했어.

우리나라에서도 천연두는 예부터 두창, 마진, 마마라고도 불리우는 공포의 대상이었지. 그 병은 한번 걸렸다 하면 절반이 죽게 되지만 용케 살더라도 살갗이 움푹 들어가는 곰보를 만들었지. 그런 천연두를 치료하고자 노력했던 사람으로 우리나라에는 지석영과 유의(儒醫)로 알려진 정약용 등이 있어.

"아빠, 유의가 뭐예요?"

음~, 의사만큼 알면서 전문적으로 진료하지 않는 유학을 공부한 사람을 말해. 정약용은 천연두를 연구해 《마과회통》이라는 책까지 내었는데, 자신을 뭐라고 불렀는지 알아? 삼미자(三眉子)라고 했어. 천연두를 앓은 곰보 자국이 눈썹을 세 쪽으로 나누었기 때문이었어.

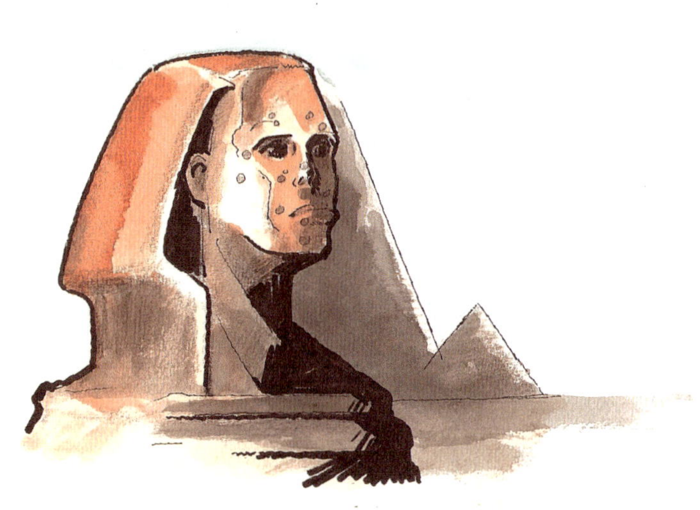

오늘은 천연두를 없애는데 결정적인 역할을 한 에드워드 제너라는 의사에 대해 이야기하려고 해.

제너는 할아버지 때부터 목사였던 집안에서 태어났는데, 일찍 어머니를 여의고 다섯 살 때 아버지마저 잃어 목사였던 큰형의 손에 자랐어. 제너가 여덟 살이 되던 해 동네에 천연두가 유행했지. 나이 차이가 꽤 나는 큰형은 무서운 천연두로부터 어떡하면 동생을 살릴 수 있을까 고민하다 동생의 살갗에 상처를 내어 천연두 고름을 문질렀어. 이렇게 하면 천연두를 가볍게 앓거나 동생이 살 수 있을 거라고 생각했기 때문이었지.

"천연두가 그렇게 무서웠어요?"

그럼~, 천연두는 엄청 높은 열에다 살갗에 좁쌀같은 것이 돋아 퍼지면서 고름이 되는 나쁜 병이야. 한번 걸리면 죽는 게 다반사였어.

제너는 소가 앓는 우두로 천연두를 예방하는 방법을 개발했어. 물론 그전에도 천연두를 예방하는 방법이 없었던 게 아니야. 옛날 중국에서 시작된 기술로, 천연두를 약하게 앓는 사람으로부터 뽑은 고름으로 어릴 때 제너에게 큰형이 했던 것처럼 일부러 천연두에 걸리게 하는 방법이 있었지. 그러나 이런 방법은 예방하려다 오히려 천연두가 도져 잘못되는 경우가 적지 않았어. 제너만 하더라도 어릴 때 맞고 나서 무려 삼 주 동안 앓아 죽을 뻔했으니 말이야. 더욱이 사람의 천연두를 맞아 예 방한 사람들은 한동안 다시 다른 사람들에게 천연두를 퍼뜨리 게 되기 때문에 아주 곤란했어.

유럽에도 사람의 천연두로 접종하는 방법은 18세기 시작 무 렵 영국대사의 아내인 워틀리 몬테규 부인에 의해 전해졌어. 그녀는 똑똑하기로 소문난 아름다운 여성이었는데, 남편을 따 라 터키로 갔다가 그만 천연두에 걸리고 말았어. 몬테규 부인 은 죽을 고비를 넘기고 겨우 살아나고 보니, 아니, 이게 뭐야? 예쁜 얼굴에 곰보 자국이 가득 생겨버렸던 거야.

"이 얼굴로 살아서 뭘 할까?"

웬만한 사람이면 이렇게 생각할 텐데 말이야. 몬테규 부인은 대단한 여걸이었어. 자신은 둘째 치고, 두 아들을 살리기 위해 천연두 고름을 아들에게 다시 놓았던 거야. 그런데 1721년 천 연두가 영국을 휩쓸자 그녀는 딸에게도 같은 방법으로 놓아 천 연두를 이겨내게 돼. 이러한 사실이 알려지자 영국 왕실은 몬 테규 부인에게 사람의 천연두를 다른 사람에게 놓는 것을 공식 적으로 허락하게 되지.

"그러면 제너보다 먼저 했잖아요?"

아니지, 몬테규 부인은 사람의 천연두를 접종했지 소의 우두를 접종한 것이 아니에요. 제너는 소와 사람이 비슷한 병을 앓는 것을 알고서 소에게는 대수롭지 않게 지나가는 우두를 이용해 무서운 천연두를 예방하는 방법을 알아낸 것이야. 사람과 소는 약 쉰 개 정도의 같은 병을 앓는다고 해.

에드워드 제너는 열세 살이 되었을 때 동네 외과의사에게서 처음 의학을 공부했어. 여덟 해 동안 열심히 배우고 나선, 뛰어난 손재주 덕분에 꽤 이름이 알려졌대요. 그러다 결혼한 누나가 도와줘 런던에 올라와 더 깊이 공부할 수 있었대.

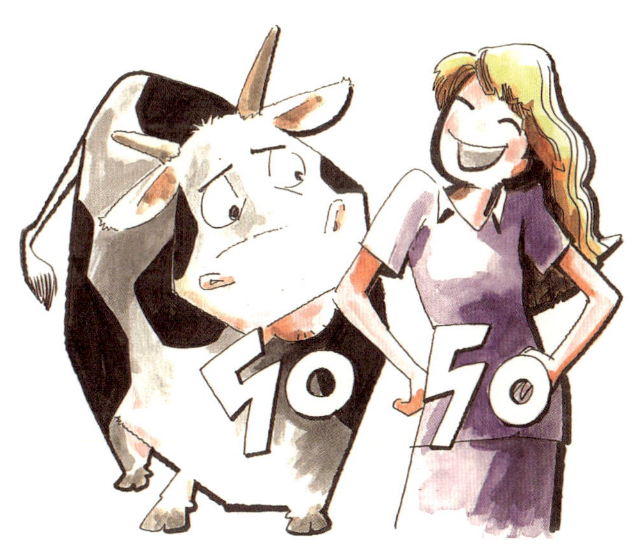

사람을 보는 눈이 예리한 괴짜 의사 존 헌터가 그냥 놓아둘 리 있겠니? 제너가 런던으로 올라오자마자 헌터가 다가가 말했지.

"우리 집에 묵으며 나와 함께 화끈하게 공부해 보지 않겠어?"

제너도 평소 존경하던 터라 바로 외과의사 존 헌터의 수제자가 되었어. 헌터의 집에는 제너 말고도 두 사람의 의사가 더 있었는데, 헌터는 그 중에서도 제너와 친해 스승과 제자 관계를 넘어 평생 친구로 지내게 돼.

그런데 말이야. 제너의 손놀림에 반한 사람이 또 있었다네. 헌터의 제자가 되자 제너에게 주어진 첫 임무는 쿡 선장이 남태평양 탐사를 마치고 가져온 향유고래를 비롯한 이상한 동물들을 표본으로 만드는 일이었어. 그런데 헌터를 도와 제너가 뚝딱 손쉽게 해치우는 거야. 어~?, 쿡 선장은 제너의 손재주에 놀라 바로 제너에게 다가갔어.

"다음에 나와 같이 항해하지 않겠어요?"

제너는 쿡 선장의 제의를 거절하느라 진땀을 뺐다네. 그만큼 제너의 손놀림이 빠르고 정확했대.

그 뒤 제너는 협심증이 심장동맥이 막혀 생긴다는 사실을 처음으로 알아내 런던에서 잘 나가는 의사로 이름을 날렸어. 그는 의학 지식을 서로 나누기 위해 학술모임을 두 개나 만들 정도로 열심히 공부했어. 바이올린과 플루트 실력은 공연장에서 연주할 정도로 뛰어났고, 아빠처럼 시를 멋있게 쓰는 시인이기도 했어.

그러던 그가 스물네 살 때 고향으로 내려가겠다고 했어.

"어이~, 왜 내려가려고 해. 내가 잘 해 줄 게."

존 헌터는 내려가지 못하게 엄청 말렸지만 제너의 고집을 꺾을 수 없었지 뭐야. 헌터는 고향으로 내려간 뒤에도 제너를 내버려두지 않았어. 헌터는 제너에게 편지를 보내 다시 올라오라고 하기도 하고, 힘을 합쳐 연구하기도 했어.

고향으로 내려온 제너는 뛰어난 의사가 왔다고 소문나 늘 아픈 사람들에게 둘러싸여 바쁘게 지냈어. 게다가 제너는 옷을 단정하게 입고, 의사로서의 품위를 잘 지켜 뭇사람들의 존경을 한 몸에 받았어.

그런데 헌터로부터 편지가 왔지 뭐야.

"제너, 돌고래의 화석을 구할 수 있어요?"

"겨울잠을 자는 고슴도치가 얼마나 몸무게가 줄어드는지 알아볼 수 있어요?"

이런 괴짜 질문만 늘어놓았어. 그러나 제너는 헌터의 요구를 거절하지 않고 일일이 조사하여 알려주었어. 참, 말이야. 고슴도치를 연구할 때는 제너가 결혼에 실패하여 심각한 상황이었지. 그럼에도 불구하고 제너는 괴로움을 고슴도치 가시털에 찔려가면서 이겨냈다고 하지.

어느 날 제너는 이런 생각을 했어.

"뻐꾸기가 다른 새가 만든 둥지에 알을 낳고 달아난다는데, 그렇다면 다른 새가 낳은 알은 어떻게 될까?"

그것은 오랫동안 수수께끼로 남아 있던 문제였어. 사람들은 뻐꾸기를 기르게 된 어미새가 자기가 낳은 알들을 둥지 밖으로 내다버린다고 생각했어. 제너는 그게 아니라 먼저 부화된 뻐꾸기 새끼가 다른 알들을 둥지 밖으로 밀어버린다는 사실을 알아내었지.

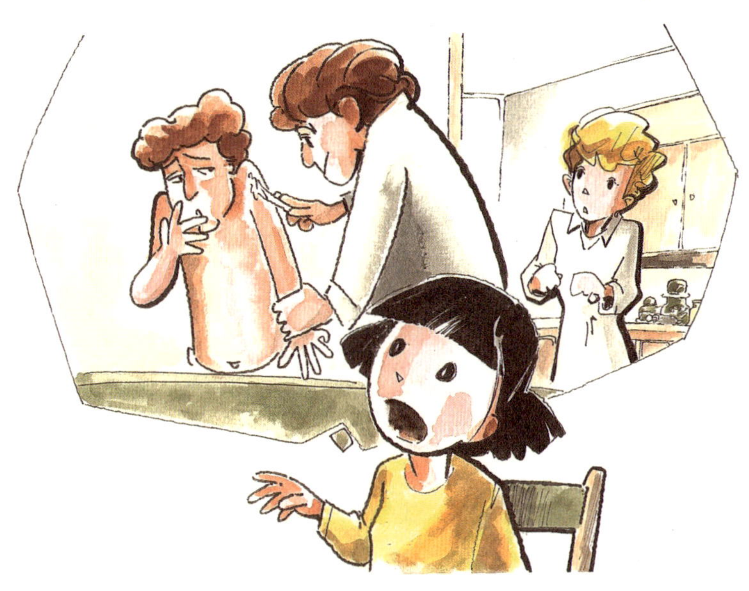

 의학의 달인이랑 식사하실래요?

"새끼가 다른 알들을 떨어뜨린다구요?"

웅~, 아빠도 몰랐었어.

어느 날 에드워드 제너는 한번 우두에 걸렸던 사람은 일생동안 천연두에 걸리지 않는다는 동네 사람들의 말을 주의깊게 들었지. 그리고는 곧바로 스승인 헌터에게 편지를 썼어.

헌터는 한 마디로 끝내주었지.

"바로 실험하라!"

그러나 제너가 소의 고름을 사람에게 주사 놓는 데는 무려 스무 해나 걸렸어. 그동안 의사모임에서도 마주치기만 하면 우두를 이야기하는 바람에 다른 의사들이 귀를 막을 정도였다네.

드디어 제너는 우두를 1786년 여덟 살 난 소년에게 놓았는데, 자신의 생각이 옳다는 것을 증명하기 위해 자신의 아들에게도 똑같이 우두 고름을 놓았어. 제너는 소년에게 스무 해 동안 스무 차례 이상 천연두 균을 주입했지만 그는 천연두에 걸리지 않았대. 제너는 어른이 된 그를 위해 멋있는 집을 지어주고 직접 장미를 심었는데, 온통 장미로 뒤덮인 그 집을 동네 사람들이 너무 예쁘다며 '장미정원'이라고 불렀대.

"그런데 두부가 들어있어요."

응~, 두부가 맛있게 씹히네. 이게 바로 중국 쓰촨(四川)성에서 시작된 마파두부야. 부드럽고 고소한 두부와 매콤한 소스가 어우러져 맛이 괜찮잖아. 마파두부라는 뜻은 천연두에 걸려 얼굴에 곰보 자국이 있는 여자가 만든 음식이라는 뜻이야.

"정말이에요?"

그럼~, 그만큼 옛날에는 어느 나라에서나 천연두가 흔했지. 청두 시내로 들어가는 길목인 다리 옆에 얽은 자국이 있는 여자가 요리하는 작은 가게가 있었대.

제너는 1798년 천연두 예방에 관한 논문을 작은 책으로 발표했어. 그러나 그때부터 제너의 인생은 괴롭게 변했어. 제너는 왕립학회의 의사들에게 논문을 보냈지만 아무도 읽지 않고 내팽개쳤대. 의사들은 우두를 놓는 것은 사기라고 했고, 종교인들은 악마의 주술이라고 고함질렀어. 우두를 맞은 사람의 팔에 젖소의 뿔이 자라는 그림이 뿌려지고, 예방주사를 맞은 아이들이 소처럼 변하고 이마에 뿔이 솟았다는 황당한 소문까지 나돌았어. 심지어 제너의 주장에 동조하여 예방주사를 맞은 사람들이 돌팔매질을 당하고, 제너 자신도 맞아죽을 뻔한 적이 한두 번이 아니었지. 유일하게 제너의 주장에 동조한 의사는 역시 존 헌터였는데, 그때는 영국 왕실의 주치의를 하고 있었어.

"제너는 어떡해야 해요?"

제너는 온화한 성품을 가진 멋쟁이 의사여서 귀족 사회에서 인기가 높았대. 그렇다 보니 제너가 어려움에 놓였다는 이야기를 듣고 두 사람의 귀족 부인이 자신의 아이들을 데려온 거야. 귀족의 아들딸들이 제너에게 우두 주사를 맞았다는 소식은 우두를 이용한 예방법에 대한 나쁜 소문을 한 순간에 날려 버릴 수 있었지.

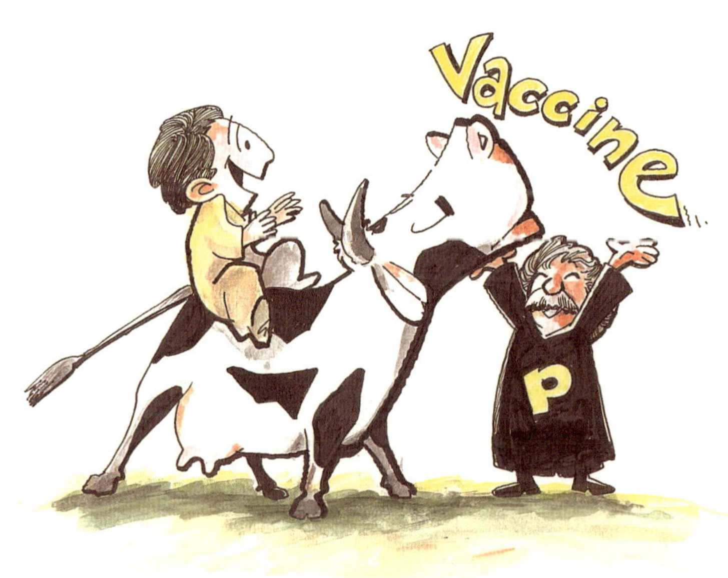

드디어 1802년 영국 의회는 우두를 이용한 예방법에 대한 감사의 표시로 제너에게 두 차례 포상금을 주게 돼. 제너는 더욱 유명해져 다시 런던으로 올라오면 최고 연봉을 보장해 주겠다는 제의를 받기도 했지.

그러나 제너는 이렇게 말하며 거절했다네.

"병들고 가난한 사람들과 함께 조용하게 사는 것이 소원입니다."

얼마나 멋있어?

윤아, 제너 이야기를 하니 갑자기 프랑스의 나폴레옹이 떠올라.

영국에서는 제너의 논문을 거들떠보지도 않았지만 나폴레옹은 당장 모든 프랑스 군인들에게 제너가 개발한 예방주사를 맞도록 했지. 그래서 천연두가 유행할 때도 나폴레옹의 프랑스 군대는 여러 전쟁에서 병에 걸리지 않고 손쉽게 이길 수 있었다고 해.

나폴레옹은 제너에게 소원을 하나 들어주겠다고 편지를 썼어.

그런데 제너는 프랑스에 잡혀있던 영국군 전쟁포로를 풀어 달라고 했다 하잖아. 그러자 나폴레옹은 뭐라고 했는지 알아?

"의사 제너의 부탁이라면 들어줘야지."

정말 멋있는 사람들이야. 하하~~.

그런 나폴레옹의 반응에 사람들은 부러운 눈으로 제너를 쳐다보며 말했대.

"이제 이름이 프랑스에까지 자자하네요."

그때 제너는 말했다지.

"허허~, 유명해진다는 것은 단지 미움이 가득 찬 화살이 꽂히는 황금을 입힌 과녁일 뿐이라네."

이 한마디로 제너가 왜 런던에 머물지 않고 시골 의사로 살았는지 설명되었지.

나중에 파스퇴르는 면역을 처음 이야기한 에드워드 제너를 위해 예방주사를 백신(vaccine)이라고 부르자고 했어. 백신이 무슨 뜻인지 알아? 백신은 라틴어로 '음메~' 하고 우는 암소라는 뜻이야.

아, 참! 제너는 지질학자로도 유명하단다. 제너가 발견한 것으로 바다 공룡의 화석이 있어.

"의사가 공룡 화석을 발견했다구요?"

왜? 의사는 발견하면 안 돼? 공룡의 화석을 처음 발표한 기디언 멘텔도 영국의 외과의사라구…….

2 짐승처럼 살지 않아도 되는 유토피아

윤아!

아빠랑 갔던 모차르트의 고향, 잘츠부르크 기억나지? 언덕 위에 튼튼하게 세워진 성이 있잖아. 그 웅장한 성이 바로 호헨잘츠부르크 성(城)이야. 그 성은 지금은 푸니쿨라라는 케이블카를 타고 오르지만 옛날에는 걸어갔을 테니까 단 한 차례 나폴레옹에게 함락된 것 말고는 아무도 넘보지 못한 철옹성이었어.

왜 그렇게 높은 곳에 성을 지었냐구? 그렇게 높은 곳에 지어진 이유는 로마 교황과 왕들의 갈등* 때문이라고 해. 나날이 힘세지는 왕들에게 겁이 난 교황은 산꼭대기에다가 돌을 쌓기 시작하였는데, 거의 사백 년에 걸쳐 둥근 외벽과 탑이 만들어졌어.

그런데 말이야. 오랫동안 성을 쌓다보니 밭일과 소금을 팔아 근근이 생활하던 농민과 광부들은 먹고 살랴, 세금 내랴, 성 쌓으랴 너무나 힘에 부쳤어. 결국 참다못해 1525년 대주교에 대항하여 싸우기 시작하는데, 이를 농민전쟁이라고 불러. 몇 개월간 성이 포위되어 함락 바로 전까지 갔지만 농민들이 성을 빼앗지는 못 했어.

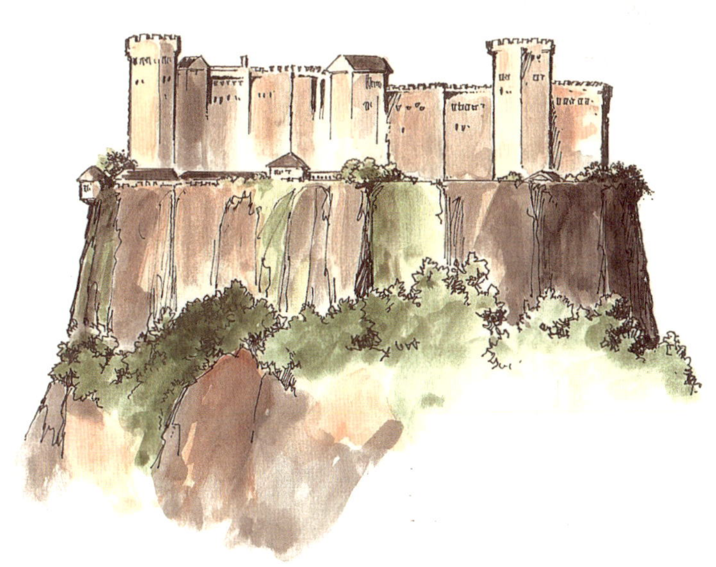

"아빠, 왜 빼앗지 못했어요?"

농민들이 거의 이긴 전쟁이었지.

"이젠 식량과 물이 떨어져 항복할 때가 되었겠지?"

농민들은 성안의 병사들이 스스로 항복할 줄 알았는데 말이야. 성 안에서는 순진한 농민들을 속이기 위해 연극이 시작되었어. 높은 성 위에서 소처럼 생긴 가짜 모형을 만들어 움직이자 멀리서 본 농민들은 깜짝 놀랐지.

"저렇게 소가 살찔 정도라면 아직도 성안에 먹을 게 엄청날 거야."

지레 겁먹고 포기해 버렸지 뭐야. 에이～～.

그런데 농민전쟁이 한창일 때 모두들 눈치만 보고 있는데 한

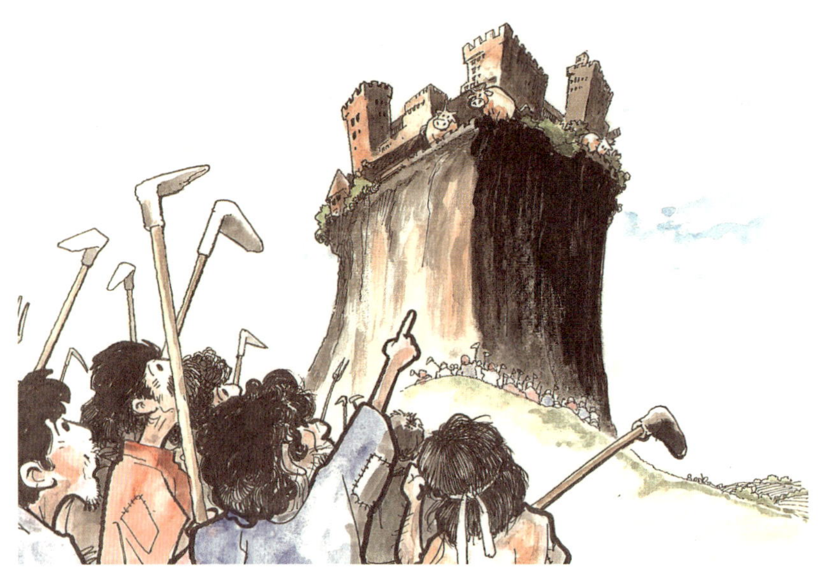

사람이 큰 소리를 질렀어.

"농민들의 말이 맞다. 농민들을 그만 괴롭혀라!"

농민들은 자기편을 든 사람이 도대체 누군지 궁금해 고개를 돌렸어. 그런데 그 사람은 농민도, 광부도, 노동자도, 정치인도 아닌 그 동네에서 조그만 병원을 하고 있던 의사였어.

바로 그 사람이 말도 많고 탈도 많던 르네상스를 대표하는 의사 파라켈수스야. 결국 이 사건으로 파라켈수스는 잘츠부르크에서 쫓겨나게 돼.

항상 약하고 불쌍한 사람들의 편에 섰던 파라켈수스는 광산과 온천에서 일하는 사람들에게서 일과 관련된 병을 밝혀내고, 매독과 어린이에게 생기는 갑상선 병 등이 왜 생기는지, 어떤 방법으로 치료해야 할지 알아내고자 했어. 또 그 당시까지만해도 마귀가 들려서 생기는 병이라고 생각했던 정신병마저도 병으로 다루어 인간적으로 낫게 해야 한다고 주장했어.

"가난한 사람을 공짜로 치료하려면 부자들에게는 비싸게 받아야 되겠어."

파라켈수스는 처음부터 가난한 사람들에게는 치료비를 적게 받고 부자들에게는 많이 받았는데, 이런 방식 때문에 나중에 법정에까지 서게 되지.

그는 자신이 살고 있던 세상을 유토피아로 만들려고 노력했어.

"사람이 더 이상 짐승처럼 지저분하게 살지 않아도 되는 세상이 바람직한 세상이야."

늘 이렇게 사람들에게 말하곤 했지.

그러나 파라켈수스라고 하면 제일 먼저 떠오르는 것은 연금술이야.

"아빠, 연금술이 뭐예요?"

음~, 연금술이란 값싼 금속을 금으로 바꾸는 기술을 말하지. 그렇게 노력하는 사람들을 연금술사라고 말해.

"그럼, 정말 금을 만들었어요?"

그렇게 금이 쉽게 만들어지겠니? 그런데 원자의 무게가 밝혀진 최근에 알아보니 말이야. 연금술사들이 금으로 바꾸고자 했던 재료들이 금이랑 무게가 아주 비슷한 것으로 밝혀졌어. 금과 수은, 납은 원소기호로도 하나, 둘밖에 차이가 나지 않아. 잘하면 만들 수도 있지 않았을까? 하하~~.

파라켈수스는 연금술로 금이 아니라 나쁜 병을 치료하는 약을 만들고자 한 유일한 연금술사였어. 파라켈수스는 아편을 진통제로 자주 사용했는데, 다른 의사들의 아편과는 달리 진통효과가 아주 뛰어났지. 그는 아편을 연금술로 증류시켜 순수한 성분으로만 약을 만들었기 때문이었어.

파라켈수스가 살던 시절엔 동서양을 막론하고 약초를 그대로 씹거나 달여 먹었는데 파라켈수스가 처음 지금 약처럼 순수한 성분만을 분리하여 약을 만들었단다. 그래서 파라켈수스를 '의화학의 아버지'라고 부르지.

"아, 지금 우리가 먹는 약을 처음 만들었어요?"

그렇다고 할 수 있지.

파라켈수스의 아버지에 대해 먼저 이야기할게. 아버지는 기사(騎士 knight)를 그만두고 의사로 직업을 바꾼 특이한 사람이었는데 신앙심이 강했던 것이 탈이었어. 그는 순례지로 택한 스위스의 작은 도시에서 그만 수도원의 하녀에 반해 파라켈수

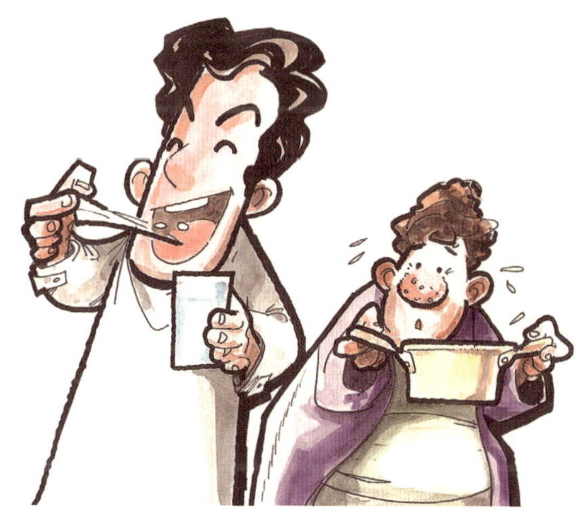

스를 낳게 돼. 당시는 신분의 벽이 높았던 때라 평민도 아닌 천한 몸종과 귀족층 기사가 결혼한 것은 큰 화젯거리였어.

그 바람에 파라켈수스는 어릴 적부터 아버지 집안에서도, 마을 사람들로부터도 따돌림을 받았어. 동네아이들은 파라켈수스를 보기만 하면 주먹질을 해대거나 돌을 던지며 놀려댔지. 어린 파라켈수스는 자신의 말대로 '전나무의 솔방울 같은 투박한 환경' 속에서 외톨이로 숲을 쏘다닐 수밖에 없었어.

"못된 사람들이에요."

그렇지. 내 참~. 동네에서 모두 입방아를 찧으니 파라켈수스의 아버지도 어떻게 견디겠어? 할 수 없이 어린 꼬마를 데리고 숲속 광산으로 숨어들어갔어. 파라켈수스는 아홉 살 때부터 아버지를 따라 여기저기 광산을 누볐고 한때 광산 일꾼이 되려고 일을 배우기도 했어.

그런 파라켈수스가 쉽사리 의사가 되긴 어려웠겠지? 스위스에서 처음 의학을 공부하여 이탈리아에서 의사가 되기까지 여러 학교를 옮겨다녔어. 그런데 어렵게 의사가 되어 실력이 좋다고 소문나도 마땅한 직장을 구하기 어려웠어. 결국 그는 전쟁이 있을 때마다 군의관으로 유럽 여러 곳을 돌아다니게 돼.

그러다 보니 서른 살 쯤 되자 웬만한 의사들이 평생 겪은 것보다 더 많은 경험을 할 수 있었어. 똑똑한 머리에다 어릴 때부터 터득했던 광물에 대한 많은 지식이 파라켈수스를 뛰어나게 만들었고, 한편으로는 좀 건방지게도 만들었지. 그때부터 그는 어리석거나 낡았다고 생각되는 것이라면 무엇이든 반대하며 끊임없이 싸우게 돼.

파라켈수스는 궁금한 것이 있으면 끈질기게 알고자 노력하고 또 공부했어. 그는 손재주가 좋은 자신을 '두 가지 기술을 가진 의사', 다시 말해 내과와 외과를 모두 잘 하는 의사라고 자랑했어. 갖은 의학 지식을 얻기 위해 십년 이상 떠돌다 자신이 개발한 놀라운 치료제를 갖고 돌아와 새로운 바람을 일으켰어.

어느 날 그는 다른 의사들이 잘라내지 않으면 죽을 거라고 했던 큰 출판업자의 발을 아무렇지 않게 간단히 치료해 유명해지게 되고, 그 다음 해에는 스위스 바젤이란 도시로부터 초대를 받아 대학교수까지 되었어.

파라켈수스는 강의실 벽에 크게 글씨를 써 붙였어.

[바젤 당국의 초빙을 받은 나는 하루에 두 시간씩 내가 쓴 의학책으로 공개 강의를 하고자 한다. ─파라켈수스]

그러나 첫 강의에 학생이라고는 고작 다섯이었어. 그렇지만 파라켈수스가 직접 쓴 책의 새로운 진단과 치료법을 이야기하자 곧바로 한꺼번에 서른 명이나 되는 학생들이 몰려들었어.
나중엔 파라켈수스라는 이름을 듣고 온 유럽에서 학생들이 떼
로 모여들었지.

천년 넘게 히포크라테스, 갈레노스나 이븐시나의 의학이론
은 아무도 부정할 수 없는 변치 않는 진리여서 파라켈수스가
나타나기 전까지 다른 책을 만들지 않고 모두 옛날 책으로만
공부했어. 파라켈수스는 고리타분한 틀을 깨려고 이븐시나와
갈레노스의 책들을 불태우기도 했고, 직접 책을 만들고 라틴
말을 알면서도 일부러 독일어로 강의하곤 했지.

파라켈수스의 병원에서 사람들은 유명한 의사를 만나기 위
해서라면 아무리 아파도 오래 기다리는 일을 마다하지 않았어.
파라켈수스는 광물을 약으로 사용하기도 하고, 자신을 찾아온

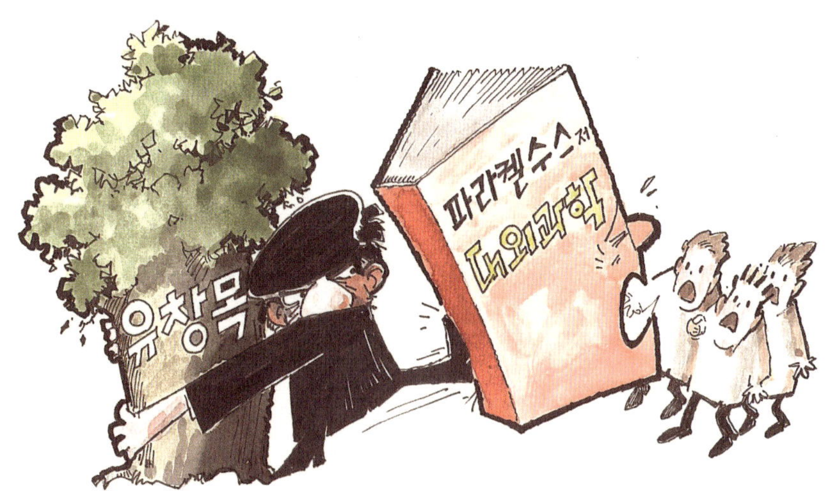

사람들에게 다른 병원에는 없는 약을 지어주기도 했는데, 모두 직접 개발하고 실험해 얻은 것이었어. 이런 파격적인 행동으로 파라켈수스는 떠오르는 스타가 되었지만 그럴수록 동료 교수와 의사들의 질투와 시기도 늘어만 갔어.

하루는 아무도 치료하지 못했던 부자가 아주 큰 치료비를 내걸자 파라켈수스가 나서서 아주 간단하게 금방 치료해버렸어. 이 사람은 처음에는 좋아했지만 너무나 쉽게 낫고 보니 돈이 아까운 생각이 들잖아.

막무가내로 치료비를 주지 못하겠다고 하자 파라켈수스는 소송까지 갔어. 그런데 이때다 싶어 그를 미워하고 시기하던 사람들이 모두 공격해 파라켈수스를 창피하게 만들잖아. 거칠게 항의한 파라켈수스는 법정모독죄까지 뒤집어쓰고 결국 한 해만에 도시에서 쫓겨나게 되지.

"참 나쁜 사람들이에요."

파라켈수스는 원래 이름이 '테오프라스투스 폰 호헨하임'이야. 그는 유명한 로마의사 켈수스에 버금간다며 서른다섯 살 무렵 스스로 이름을 바꾸었어.

그러나 안타깝게도 너무 키가 작은 데다가 머리뼈와 척추까지 일그러져서 평생 동안 자신을 좋아하는 단 한 사람의 여인도 없이 외톨이로 살며 자신을 '파라켈수스 에레미타'라고 부르길 즐겼는데, 에레미타(Eremita)는 숨어사는 은둔자라는 뜻이야.

파라켈수스의 주장은 옳았지. 그렇지만 그 시대 의사들과 권력자들의 마음에 들지 않아 그들은 파라켈수스를 '악마의 손재주를 가진 사람' 또는 '사탄의 친구', 심지어는 '술고래 돼지'라고 부르며 언제나 쫓아내려고만 했어.

"파라켈수스가 너무 불쌍해요."

어디론가 사라졌다 여덟 해 만에 나타난 파라켈수스는 《대외과학》이라는 두툼한 책을 들고 있었어. 그는 이 전설적인 책으로 오히려 예전의 인기를 능가하게 돼. 다음부터 파라켈수스는 책이 나올 때마다 대단한 인기를 누렸어. 출판사는 다음 책을 빨리 내라고 독촉하기 일쑤였어. 그런데 어느 날 출판사로부터 황당한 연락을 받았어. 새로운 책에는 유창목*이라는 나무가 매독을 고칠 수 없다는 내용이 들어있는데 이 내용이 있으면 책을 내지 못하겠다는 것이었지 뭐야.

당시 푸거라는 부자 집안에서 유창목을 신대륙에서 수입해 매독의 특효약으로 둔갑시켜 값비싸게 팔아 떼돈을 벌고 있었지. 그 때문에 어떤 일이 있더라도 유창목을 쓸 데 없는 물건으로 만드는 책을 햇빛 보지 못하게 막으려 했어. 그래서 그들은

 의학의 달인이랑 식사하실래요?

돈으로 대학 의사들을 부추겨 유창목이 매독에 효과가 있다는 책을 대신 내게 했지.

"그 사람들이 그렇게 힘이 셌어요?"

그럼, 당시 신성 로마 제국 황제 두 사람을 추대할 정도로 부자였어. 그 댓가로 남아메리카의 채굴권까지 얻었다지 뭐야. 그 사람들은 매독이 공기로 전염된다고 퍼뜨려 사람들에게 유창목을 비싼 값으로 사게 만들었대.

이 사건으로 진이 빠진 파라켈수스는 더 이상 싸우기에도 지쳐 마흔여덟 살이라는 젊은 나이에 이유도 모른 채 죽게 돼.

그의 책은 죽은 후 몇 백 년이 지난 다음에 겨우 다시 책으로 만들어지지. 안타깝게 파라켈수스는 죽었지만 사람들은 병을 치료한다는 구실로 더 이상 강제로 땀이나 피를 뽑지 않아도 되고, 토하게 하거나 불로 지지는 말도 안 되는 방법으로 괴롭힘을 당하지 않게 되었지. 간단히 말해, 파라켈수스의 치료법은 한 움큼이나 되는 약을 먹거나 쓴 약을 달여먹지 않아도 되고, 간단하게 알약이나 주사를 맞아 병을 치료하는 새로운 의학의 시대를 열게 만들었어.

오늘 이야기 끝~~.

"오늘은 음식 이야기가 없어요?"

어!, 음식을 이야기하지 않았네. 호헨잘츠부르크 성 위에서 도시를 내려다보면 오른 쪽에 재미있는 이름을 가진 수도원이 있어. 바로 카푸치노 수도원인데, 카푸치노라는 커피와 같은 이름이야. 카푸친 수도회의 카톨릭 수사들이 입은 갈색 수도복과 독특한 머리 스타일이 카푸치노의 갈색 커피와 흰 거품의 모양과 비슷하여 붙여졌다고 해. 처음 카푸친 수도사들이 커피에 우유를 타서 먹었다는 이야기도 있고……, 하하~~. 알겠지?

3 삶이란 산소와 반응하는 화학반응

"아빠가 또 딴 나라에 가 있는가 보다. 저녁밥이 다 되었어. 윤아, 식사하러 오시라고 해라."

어~? 내가 또 엉뚱한 생각을 하고 있었네. 요즘에는 이런 몽상*이 기억력을 올리는데 도움을 주고, 기발한 생각을 떠오르게 한다는데…….

오늘은 밥 먹으면서 누구 이야기를 할까? 몽상이라 하니까 아빠는 에를리히가 떠오르네. 에를리히는 아빠가 좋아하는 참

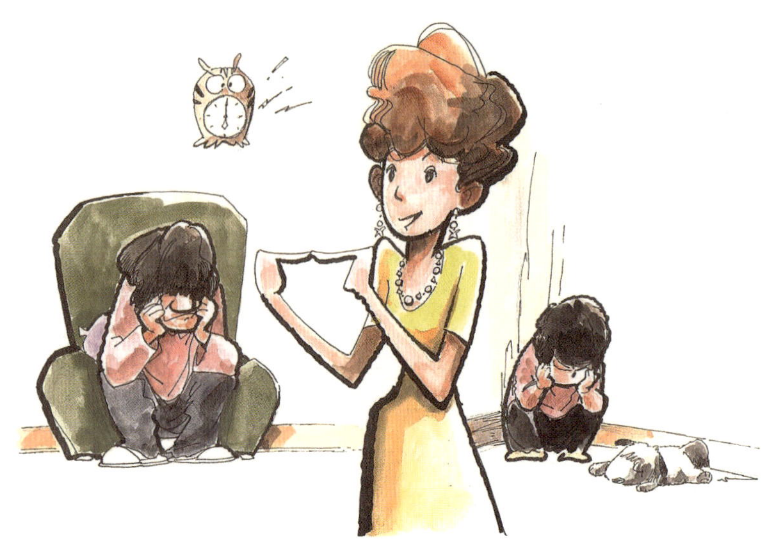

매력있는 의사야.

그러니까 지금 독일과 폴란드 국경 부근의 시골에 아주 키가 작은 남자가 살았대요. 작은 여관의 주인이던 남자는 몽상을 하다 마누라에게 야단맞기 일쑤였대.

"일하지 않고 또 무슨 생각을 해요?"

그런데 말이야. 참 신기하지. 그 집안에 아들이 하나 태어났는데……. 어떻게 아빠랑 똑같은 거야. 엄마는 소리치기 바빴지.

"파울, 어디 있어? 또 어디 숨어 있는 거야."

꼬마는 어릴 때부터 다락방이나 골방에 있든지, 아니면 마당 모퉁이에서 생각에 잠기곤 했어.

"정말 아빠를 닮았네요."

그럼 멘델의 유전법칙이 어디 가겠니?

어! 멘델? 그래, 다음에는 유전이란 것을 알아낸 멘델에 대해서도 이야기하자.

하여튼 에를리히는 아빠와 너무 비슷했어. 어릴 때부터 몇 시간씩 창가에 앉아 혼잣말을 하기도 하고, 어떤 때는 생각에 잠겨 혼자 손짓 발짓을 하곤 했어. 그러다 보니 학교에서도 동네에서도 친구들과 어울리지 못해 늘 왕따를 당하곤 했다네.

엄마는 이런 에를리히 때문에 정말 고민이 많았대요. 똑똑하긴 한데 시험만 보면 꼴찌에서 헤맸다고 해. 그런데 참 이상하지. 수학이나 과학은 언제나 백점을 맞는 거야. 특히 화학은 선생님이 놀랄 정도로 잘했대요.

"꼴찌가 어떻게 백점을 맞아요?"

그렇지? 에를리히는 자기가 관심이 있는 과목 말고는 거들떠보지도 않았어. 어느 정도였냐 하면 말이다.

하루는 글짓기 시간에 선생님이 이렇게 말했대요.

"오늘은 자신이 꿈꾸는 앞날에 대해 글을 써 보자."

다른 학생들은 자신이 하고픈 일과 갖고자 하는 직업에 대해 쓰기 시작했어. 사업가가 되고 싶다고 하는 학생, 법률가나 의사가 되겠다는 학생도 더러 있었지. 물론 운동선수가 되겠다는 꿈을 지닌 친구도 있었어. 훌륭한 기술자나 군인이 되어 나라의 기둥이 되겠다고 쓰는 학생도 있었지.

그런데 선생님은 에를리히의 글을 보곤 아무 말도 못했대요.

"우리의 삶이란 산소와 반응하는 화학작용이다. 꿈이란 머리의 활동에 의해 생겨나고, 결국 머리의 활동이란 단지 산소와 반응하는 화학작용이다."

선생님은 너무 화가나서 이렇게 소리를 질렀대요.

"에를리히! 너는 빵점이야."

"빵점은 너무해요."

그렇지? 이런 에를리히가 무난히 의과대학에 들어간 거야. 독일은 지금도 장점이 있으면 누구나 대학에 들어갈 수 있거든……

에를리히는 대학에 들어가서도 뚱딴지처럼 행동했대.

"아빠!!! 어떻게 했어요?"

원래 법대생에게 두툼한 전화번호부를 주며 외우라고 하면 "왜 이것을 외워야 하나?" 묻지, 그렇지만 의대생에게 던져주면 말이야.

"뭐라고 해요?"

음~~, 의대생들은 이렇게 합창하지.

"언제까지 외워야 해요?"

하하~. 그만큼 의사가 되려면 이유를 묻지 않고 무조건 외울 게 많다는 뜻이야.

그런데 에를리히는 외우는 것은 너무 싫어했어. 그러다 보니 성적은 언제나 바닥이었지만 화학만큼은 누구보다 잘해 웬만한 화학구조는 훤히 꿰뚫어볼 수 있을 정도였대.

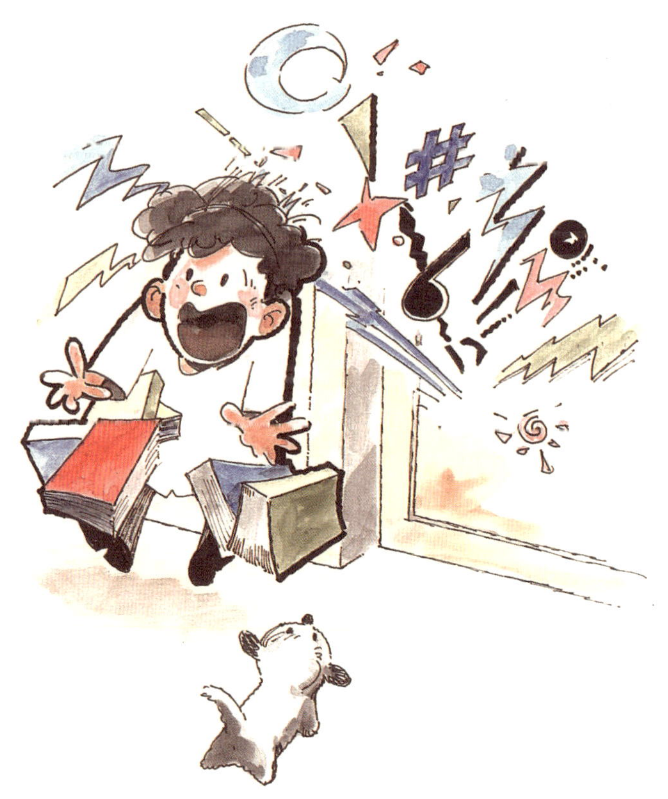

처음 에를리히는 외과의사가 되고자 했어. 그러나 병원에서 실습할 때 아픈 사람들이 지르는 비명 소리에 놀라 직접 진료하지 않아도 되는 미생물학을 선택하게 돼.

시험 때마다 제때에 합격해 본 적이 없던 에를리히였잖아. 그는 대학에 와서도 시험을 제때 통과하지 못해 늘 두 차례, 세 차례 시험을 치러야 했어. 그런데 참 마법 같은 일이 일어났어. 그런 에를리히가 단 한 번 만에 첫 번째 의사시험에 덜컥 합격하는 기적이 일어났던 거야.

의사가 되려면 첫 번째 시험, 두 번째 시험을 모두 합격해야 했거든…….

그래서 마지막 의사시험을 앞두고 에를리히는 한 유명한 의사의 실험실에서 공부하다 우연히 코흐를 만났어.

그 의사는 코흐에게 에를리히를 소개했어.

"이 꼬마는 우리 실험실에서 일을 배우고 있네."

"왜 대학생을 꼬마라고 불러요?"

응~, 에를리히는 꼬마라고 불릴 정도로 키가 작았어. 코흐는 꼬마를 바라보았어.

"화학만큼은 잘하지. 염색하는 것은 놀랄 정도지만 아마 두 번째 의사시험은 합격하지 못할 거야. 공부가 바닥이거든."

"아빠, 코흐가 누구에요?"

코흐? 인류를 가장 괴롭힌 결핵이란 병의 세균을 발견한 세계적인 의사가 바로 코흐야.

이때 두 사람의 만남이 코흐가 결핵균을 발견하는 결정적인 계기가 되었어. 왜냐구? 에를리히처럼 세균을 염색하는 기술을 가진 의사를 눈을 닦고 찾아봐도 없잖아. 그가 개발한 결핵균을 염색하는 방법은 지금도 결핵인지 아닌지 가려내는 데 반드시 필요한 방법이야.

하여튼 에를리히는 사람들마다 의사시험에 떨어질 것으로 지레 짐작하니 얼마나 기분이 나빴겠어. 그래서 밤낮으로 열심히 공부해 마지막 의사시험에도 무난히 합격하고 내친 김에 의학박사까지 되었어.

어느 날 에를리히는 염색약을 넣으면 특정한 곳만 색깔이 변하는 현상을 관찰하고는 너무나 신기해했어. 그래서 또 다른 몽상을 하게 되지.

"특정한 부위만 염색할 수 있다면 사람에게는 해를 끼치지 않고 세균만을 염색하듯이 죽이는 일도 가능하지 않을까?"

에를리히는 이것을 '마법의 총알'이라고 부르며 수백 가지 물질을 개발해 실험했지만 안타깝게도 계속 실패했어. 주위의 의사들은 수군거렸지.

"이제는 '미스터 몽상'이 완전히 미쳤군!"

심지어 친한 의사까지도 에를리히에게 걱정스레 말했대.

"성공할 것 같지도 않은데 그만두는 것이 어때?"

그러나 그는 끝까지 포기하지 않고 마침내 세균만 죽이는 약물인 '살바르산 606호'을 찾아내게 돼.

"어?, 606 번호는 뭐예요?"

그렇지! 숫자가 있으니 조금 이상하지? 에를리히가 개발한 약에 번호가 붙어있는 이유가 있단다. 그 약을 개발하기 위해 무려 605번이나 실패한 끝에 606번째에 성공한 것을 기려 이름에 번호를 붙였다고 해.

드디어 에를리히는 1910년 독일 내과학회에 결과를 보고했어. 새로운 매독의 치료방법을 듣고 모두들 열광하는 소리에 에를리히는 몇 번이나 말을 중단해야만 할 정도였어. 에를리히는 이로 인해 노벨상까지 받아. 이것이 그 뒤 의사들이 너도나도 '마법의 총알'을 찾으러 나서는 계기를 마련한 거야. 그래서 에를리히 덕에 지금처럼 첨단의 현대의학으로 발전하게 되었다고 할 수 있겠지.

에를리히는 유태인이었기에 대학교수도, 월급을 받는 연구원도 되기 어려웠어. 그러나 연구를 계속하고 싶은 마음에 큰

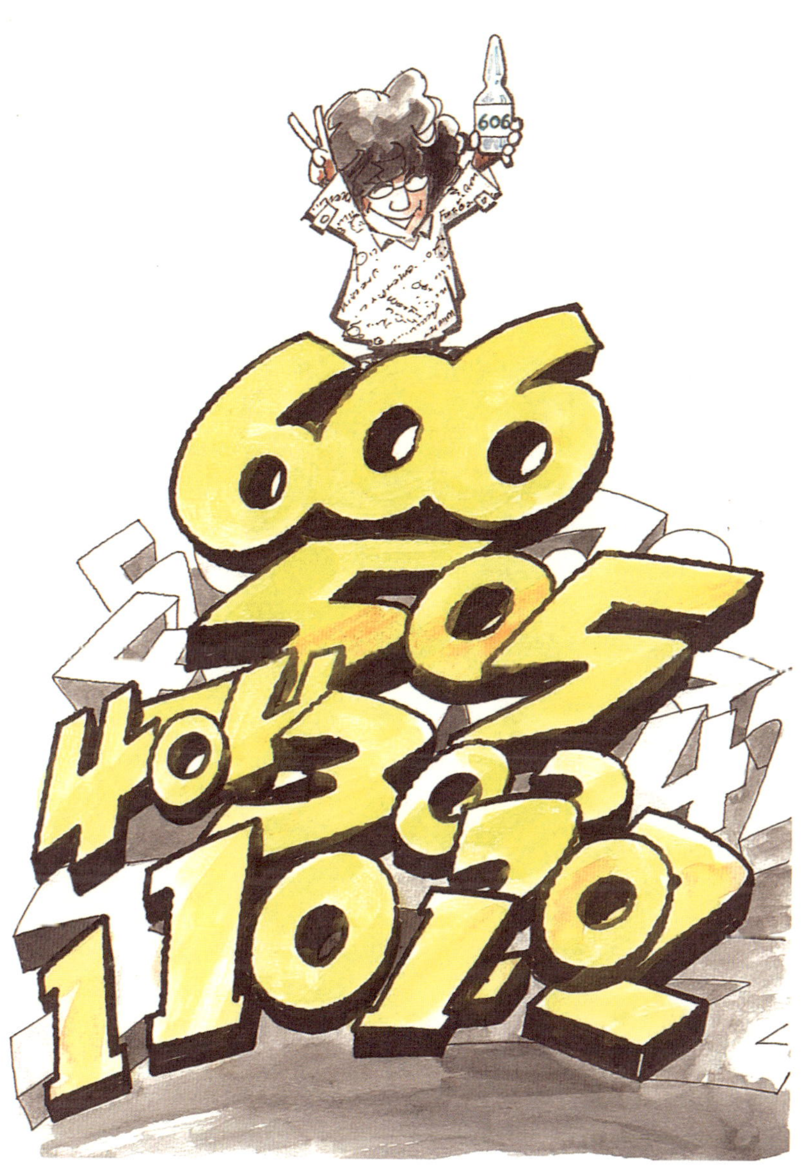

606
505
4야3요
110이요
606

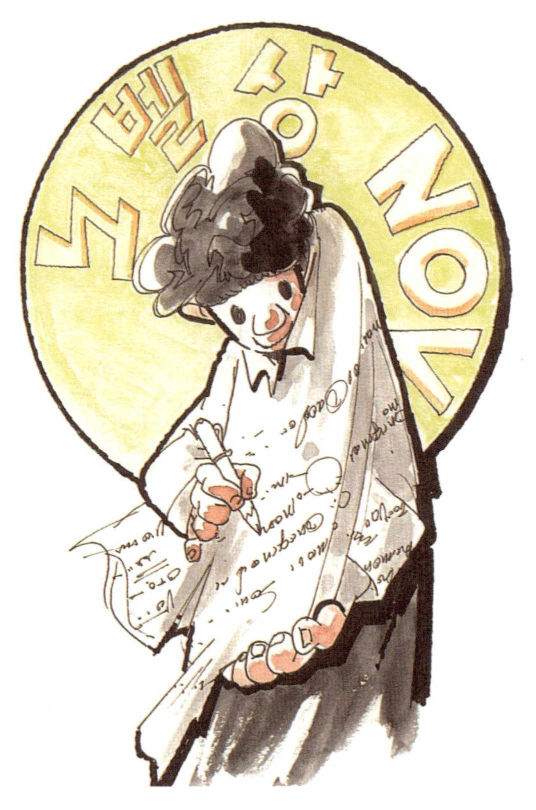

염색약 공장이 있던 도시로 갔어. 다행히 그 도시에서는 에를리히를 잘 대해주었지. 유태인 은행의 경영주와 남편이 일찍 죽어 홀로 된 여인의 도움을 받아 겨우 연구를 끊이지 않고 계속할 수 있었어.

에를리히가 얼마나 어렵게 살았냐면 말이다. 이런 이야기가 전해 내려와. 에를리히가 노벨상을 받자 그 나라 왕이 고민했다는 거야.

"그 친구 멋있던데……. 어떻게 칭찬하면 좋을까? 훈장은 이미 주었고, 유태인이라 귀족 작위를 줄 수도 없고……. 내 참, 장사치라면 왕실 납품이라도 맡겨줄 텐데……."

그는 연구를 하려면 네 가지가 필요하다고 했어. 끈기와 재능이 있어야 하지만 행운도 따라야 된다고 말했어. 그러나 항상 빠지지 않고 하나 더 말했어. 바로 돈, 연구비야.

에를리히는 연구에 전념할 수 있게 후원해 준 부자들에게 입버릇처럼 고맙다고 말했어.

책을 많이 읽기로 소문난 그의 서재에는 책이 너무 많아 책꽂이가 넘쳐 바닥에 산더미처럼 있었는데, 이상하게도 의학보다 화학잡지가 훨씬 많았대.

또 에를리히는 괴팍한 습관이 있었대요. 밥을 먹다가도, 길을 가다가도 갑자기 생각이 떠오르면 와이셔츠나 구두창이나 손바닥에 글씨나 그림을 그리곤 했어.

"제발 셔츠에는 쓰지 마세요!!"

집에 가면 이런 잔소리를 들으며 살았대요.

"우아! 우리 엄마라도 화냈겠다."

윤아!! 그렇지? 천사 같은 엄마라도 화냈겠지?

그는 연구에 몰두하면 시간 가는 줄을 몰랐어. 며칠 동안 밥을 먹는 것조차도 잊어 굶을 때도 있었지. 그러다 보니 자기 집에서 잔치를 깜박 잊어버릴까봐 항상 초대장을 자신에게도 우편으로 보냈다고 하네. 하하~.

그렇다면 키 작고 평범한 외모를 가진 에를리히가 어떻게 성공했을까?

사교적이고 털털한 성격을 꼽는 사람이 많아. 에를리히는 한참 염색에 열중일 때도 누가 말을 붙이면 일부러 대꾸하고 일일이 설명해 줄 정도로 친절했어. 또 유머감각이 뛰어나 그가 툭툭 던지는 말투에는 사람들이 다 웃지 않을 수 없었다고 해.

더구나 에를리히는 자신을 찾아오는 사람에게 언제나 겸손하게 말했대.

"이렇게 먼 곳까지 와줘서 얼마나 고마운지 모르겠어요."

그러면서 양손을 꼭 잡거나 얼싸안아 처음 만나는 사람조차도 감동하게 만들었지.

야, 소시지도 김치랑 볶아먹으니까 맛있다. 그지?

"아빠 독일에서는 김치 대신 뭘 먹어요?"

양배추를 소금에 절여서 먹어. 사우어크라우트라고 하는데, 감자샐러드와 곁들여 먹지. 별로 맛있게 보이진 않지만, 양배추를 채 썰어 소금에 절인 다음, 후추, 식초, 설탕과 갖은 양념을 넣고 달콤하면서 시큼한 맛이 날 때까지 며칠간 발효시켜야 하는 정성이 필요한 음식이야. 보통 신맛의 정도에 따라 짧으면 1주, 길면 3주 정도 공들이는데, 김치처럼 겉절이부터 신 김치까지 있다고 보면 되겠지. 세계대전 때 영국과 미국에서는 독일 사람들을 비하할 목적으로 독일인들을 '사우어크라우트'라고 부르기도 했대.

"여보, 양배추가 우리 몸에 좋아요?"

어? 엄마가 궁금한가 보다.

양배추가 얼마나 좋은지는 알렉산더 대왕의 이야기에서 알 수 있지. 알렉산더는 전쟁을 치를 때마다 병사들에게 비상식량으로 양배추를 한 통씩 가지고 나가게 했대요. 그만큼 소화도 잘 되고, 비타민 B, C가 얼마나 많다구…….

＊몽상(daydreaming)＊

몽상이라는 단어는 합리적 생각보다는 '꿈속의 생각'이나 '실현성이 없는 헛된 생각'을 의미하지만 엉뚱한 생각에 빠지는 몽상이 기억력을 올리고 창의력에 도움을 준다고 한다. 격렬한 머리 활동을 하는 몽상행위는 뇌의 최고의 휴식이기도 하다. 꿈꾸듯이 자신이 생각한 대상과 이야기를 하는 몽상은 중세시인들이 꿈을 서술하기 위해 관습적으로 사용하던 형식이기도 하다. 몽상의 형식으로 후세에 영향을 끼친 작품은 단테의 《신곡》과 13세기 프랑스 궁정풍의 연애 교훈시 《장미설화》가 있다. 이러한 형식은 중세 이후 점차 쇠퇴하였지만 존 버니언의 《천로역정》과 루이스 캐럴의 동화 《이상한 나라의 앨리스》로 이어졌다.

4 희망을 별에 묶어두세요

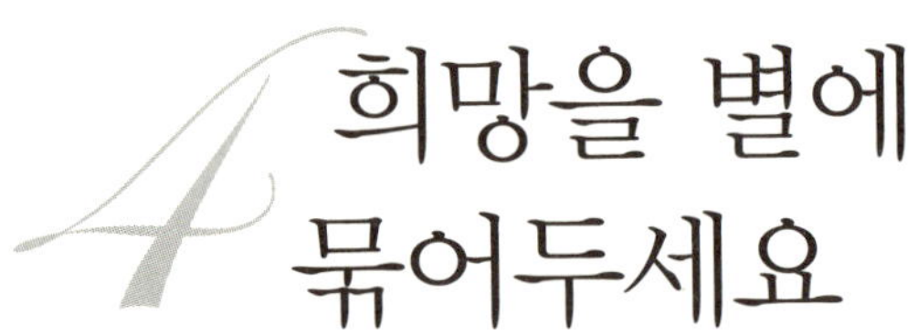

출장 갔다 오니 피곤한데…….

"아빠, 어디에 갔다 오셨어요?"

이번에는 좀 멀리 갔다 왔지. 어? 왜 이리 몸이 찌뿌둥하지? 윤아, 아빠 어깨 좀 주물러 봐라. 출출한데 엄마에게 뭐 먹을 것 없는지 물어보고…….

"저녁은 멀었는데 어떡하죠? 골뱅이 통조림이 있는데 무쳐 드릴까요?"

그것 좋겠네.

"아빠, 골뱅이랑 달팽이랑 다른 거예요?"

골뱅이와 달팽이는 사촌이야. 둘이 다른 점을 찾으라고 하면 말이다. 음~, 골뱅이는 물에 살고 달팽이는 뭍에 살지.

달팽이라고 하니 프랑스가 생각나네. 프랑스에서는 달팽이 요리를 '에스카르고'라고 부르는데 로마 시대부터 즐겨 먹었다고 해.

옛날 로마 사람들이 부르고뉴라는 지방에 쳐들어간 다음 처음 포도나무를 심었다고 해. 질 좋은 포도주를 만들려면 햇볕

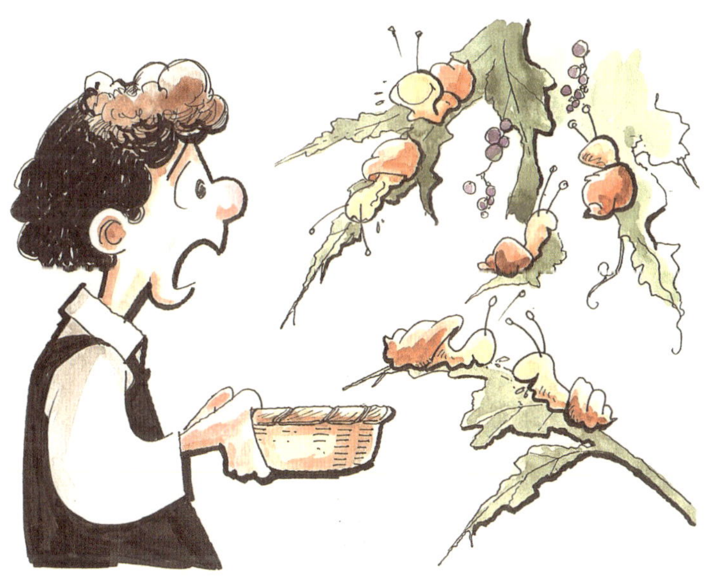

이 잘 들고 물이 잘 통해야 되는데, 바로 그 지방이 포도나무의 뿌리가 깊게 들어가는 석회질로 된 좋은 땅이었어.

그런데 달팽이도 그런 땅을 좋아하거든. 그러다 보니 달팽이가 잎을 갉아 먹어 포도 농사를 망치는 것이 가장 큰 고민거리였다나? 그래서 달팽이를 잡아먹기 시작한 것이 어떻게 프랑스의 대표적인 요리가 되었대.

"아빠! 궁금한 게 있는데, 가슴 사진은 어떻게 찍어요?"

병원에서 사진을 찍는 버스 한 대를 가지고 가지. 참! 이동하면서 방사선 사진을 찍는 차량을 처음 고안해 낸 사람이 누군지 알아? 바로 퀴리 부인으로 알려진 마리 퀴리야. 물론 마리퀴리는 남편과 함께 '방사능'이란 말도 처음 사용했지.

프랑스의 서울인 파리에 가면 볼테르, 루소, 에밀 졸라, 빅토르 위고 등, 유명한 위인들만 묻힌 팡테옹이라는 국립묘지가 있어. 그곳에는 딱 64자리밖에 없는데, 1995년 마리 퀴리가 백혈병으로 죽은 지 61년 만에 남편과 함께 옮겨 묻혔어. 그런데 마리 퀴리는 남편의 업적이 아니라 자신의 업적만으로 팡테옹에 묻힌 첫 여성이야.

"마리 퀴리는 어떤 사람이에요?"

마리 퀴리는 한 마디로 '공부를 위해 태어난 사람'이라고 할 수 있지.

"에이~, 세상에 그런 사람이 어디 있어요?"

아니야, 마리 퀴리는 정말 공부가 재미있어 공부한 사람이야. 그래서 이런 말까지 했는걸.

"자연의 모습을 하나씩 알아챌 때마다 나는 어린애처럼 기뻐 뛰었어."

마리 퀴리는 1867년 폴란드 바르샤바에서 물리교사인 아버지와 여자 기숙학교를 관리하던 어머니 사이에서 다섯 형제 중 막내로 태어났어. 당시 폴란드는 러시아의 지배를 받아 문화와 전통은 둘째 치고, 폴란드 말까지 가르치지도 못하던 참 슬프고 암울한 시절이었지.

마리는 열심히 공부해 우수한 성적으로 졸업했지만, 당시 폴란드에선 여자는 대학에 들어가지 못하게 빗장을 걸어두던 때였어. 그래서 고리타분한 세상을 무너뜨리고자 마리는 여성 해방을 주장하던 과격한 단체에 가입하기도 했었지.

마리는 여자라는 이유로 더 이상 공부하는 것을 가로막는 폴

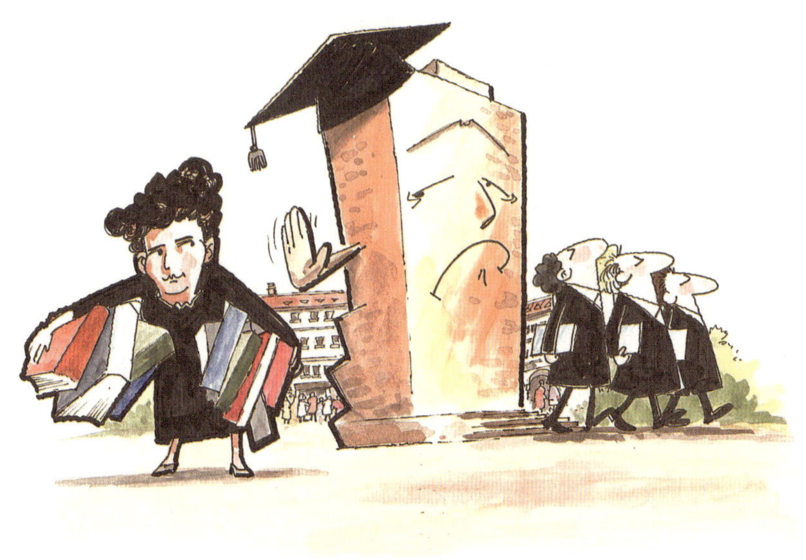

란드를 떠나 프랑스로 가고 싶었어. 그러나 집이 가난해서 유학은 꿈꾸지 못할 입장이었지. 그래서 마리는 열일곱 살 때부터 가정교사를 하여 돈을 벌어 언니를 먼저 파리로 보냈어.

"내가 먼저 뒷바라지할 테니, 다음엔 언니가 나를 도와주면 되잖아."

아이들을 가르치는 일은 물론 허드렛일까지 해야 하는 힘든 생활이었지만, 마리는 언니와의 약속을 지키려고 노력했어. 마리는 세 해 동안 가정교사로 농장에 살면서 주인의 큰 딸을 가르쳤을 뿐만 아니라, 농장에서 일하던 가난한 농부의 아이들에게도 글과 셈을 가르칠 정도로 성실했어.

1891년, 드디어 마리는 파리로 갈 수 있게 되었대. 마침내 마리는 소르본느 대학을 우수한 성적으로 졸업하고 여성으로서는 처음으로 물리학 박사 학위를 받았지.

그러나 박사 학위를 받은 다음이 걱정이었어. 폴란드로 돌아가려 했지만 그러기엔 앞날이 너무 어두웠어. 고민을 눈치 챈 지도교수는 마리를 불렀어.

"우리 동네에 있는 회사와 같이 연구해 보지 그래?"

폴란드에 있는 아버지와 가족이 걱정되었지만 마리를 친딸인 양 도와주었던 교수의 부탁을 거절할 수 없었어.

"실험실을 소개해 줄 테니 잘 연구해 봐."

그런데 실험실에 가니 멀끔한 사람이 서 있었어. 그 사내가 피에르 퀴리인데, 그때 퀴리는 프랑스에서 손꼽히는 물리학자이면서 엄청난 부자에다 이름난 집안의 아들이었어. 공부 말고는 전혀 할 줄 몰랐던 소심한 노총각인 그는 똑똑하고 예쁜 마리를 보자 한눈에 반해 하라는 연구는 하지 않고 매일 마리에게 편지를 보내는 거야.

같이 일한 연구가 끝나자 마리는 다시 폴란드로 돌아갈 차비를 하였어.

"가는 길인데 고향집에 잠깐 들리시죠?"

교수의 권유도 있었고, 피에르에게 진 신세를 갚을 기회라고 생각한 마리는 가벼운 마음으로 피에르의 고향집으로 갔어.

그런데 그날 피에르로부터 결혼을 하자는 말을 들었어. 두 눈이 동그래진 마리는 아무 말도 하지 못했대요.

"하루 생각할 시간을 주세요."

마리는 하룻밤을 고민한 끝에 성격처럼 딱 한 마디로 답했다고 해.

"그래요."

그래서 1895년 여름, 두 사람은 결혼하게 되지. 피에르는 마리가 고집하여 교회에서 결혼식을 올리지 않았고 결혼반지조차 마련하지 않았어. 그 대신 뢴트겐이 발견한 엑스선에 자극을 받은 마리는 피에르에게 결혼해서도 화학공부를 계속하게 허락해 달라고 했지.

결국 마리는 1903년 라듐을 발견해서 남편과 함께 노벨 물리학상을 받았고 1911년에는 폴로늄과 라듐에 대한 연구로 노벨화학상을 받게 돼.

"폴로늄은 처음 들어요."

폴로늄은 마리 퀴리가 자신의 나라인 폴란드를 생각하면서 붙인 이름이야.

마리 퀴리는 라듐을 제조하는 방법을 비밀로 하지 않았어.

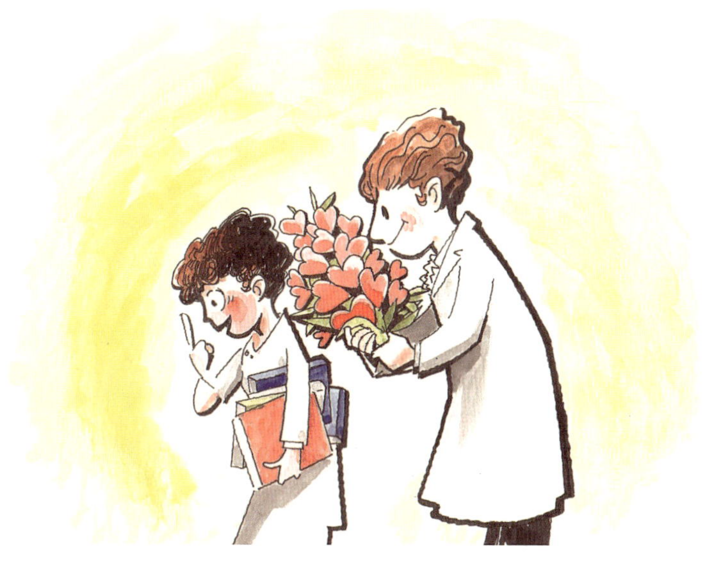

특허를 얻으면 엄청나게 돈을 벌었을 제조 방법을 모든 사람에게 공짜로 알려주었어. 미국은 퀴리부인의 제조법에 특허가 없다는 것을 알고 처음으로 방사성 동위원소를 농축하는 나라가 되었지.

"그런 게 어디 있어요?"

글쎄다. 아빠도 화나네.

1906년 비 오는 날 남편 피에르가 마차에 치여 길바닥에 내동댕이쳐졌는데, 하필이면 머리가 왼쪽 뒷바퀴에 깔려 죽고 말았어.

홀로 된 마리는 두 딸과 함께 사는 것이 너무 어려웠어. 남편 피에르가 유명했다 보니 정부에서는 명예연금을 주겠다고 제안했지만 마리의 자존심이 허락하질 않았어.

"대신 남편의 강의를 제가 맡을 수 있게 해 주세요."

그래서 마리는 피에르의 마지막 강의 바로 다음부터 수업을 시작했어. 첫 번째 강의가 있고난 후, 마리의 강의는 유명해져서 다음 시간에는 학생이나 과학자 말고도 파리에 사는 시민들까지 강의를 들으려고 줄을 섰다고 해. 힘지게 내뱉는 마리 특유의 강의가 인기도 있었지만, 한편으로는 여자가 강의하는 일이 드물었던 시기였기 때문에 사람들의 관심을 끌었던 것이지. 유럽에서도 소퍄 코발라스카야라는 수학자가 여성으로는 처음으로 스웨덴의 대학교수가 되고 나서 무려 열일곱 해 만에 마리 퀴리가 뒤를 잇게 된 것이야.

남편 피에르가 죽은 다음 마리 퀴리는 언제나 검은색 복장에 늘 침울하게 지냈어. 그런데 이런 마리가 밝고 활력이 넘쳤던 때가 딱 두 차례 있었다고 해.

하나는 너무나 유명했던 과학자 폴 랑주뱅과의 사랑이었고, 나머지는 1차 세계대전이었어.

"아니 여보, 마리 퀴리에게 피에르 말고 사랑하는 사람이 있었어요?"

깜짝 놀라라. 이제 당신도 물어봐요?

일반적인 사랑이 아니라 학문적인 사랑이지. 랑주뱅은 남편 피에르도 '현재 프랑스의 최고 물리학자'라고 말했었고, 아인슈타인마저도 '내가 특수상대성이론을 발표하지 않았다면 랑주뱅이 발견했을 것'이라고 말했을 정도로 뛰어난 과학자야.

마리는 죽을 때까지 피에르와 살았던 열한 해를 늘 꿈처럼 이야기했어. 또 마리에겐……, 이건 여자의 자존심이 걸린 이야기인데, 사실 마리는 피에르말고는 남자에게 사랑받기 어려운 성격이었어. 마리 퀴리와 친했던 아인슈타인은 이렇게 그녀를 평가했대.

"퀴리 부인은 번뜩이는 지성에다 정직하고 책임과 의무를 누구보다 감당하고도 남을 사람이오. 그럼에도 불구하고 누군가를 사로잡을 만큼 매력적인 여성은 아니오. 그녀는 똑똑하지만 청어처럼 차가운 성격이라 기쁨이나 슬픔 따위와 같은 감정 표현은 없소. 감정을 표현하는 때라고는 고작 자신이 싫어하는 것에 대고서 실컷 욕을 퍼붓는 때 뿐이오."

하여튼 1908년 정식으로 교수가 된 마리는 자유로운 사고와 열정으로 프랑스 과학계에 여성의 권리와 지위향상을 위해 노력한 결과 오늘날까지 이어지는 전통을 만들었어.

두 번째는 1차 세계대전이 일어났을 때였지.

마리가 살던 시대 프랑스는 나폴레옹 3세 때 프로이센과의 전쟁에서 진 후 최대의 철광지인 로렌 지방을 빼앗기고, 인구도 독일에 비해 3분의 2밖에 되지 않을 정도로 군사력과 경제력이 점점 가라앉는 어려운 상황이었어. 그런데다 다시 전쟁이 일어나자 프랑스는 제대로 싸우지도 못하고 마구 무너져 내렸어.

전쟁이 일어난 후에도 한동안 마리는 라듐을 지키며 계속 연구하였어. 전쟁터에서 매일같이 다친 사람들이 실려온다는 소식이 들렸어. 그런데 말이야. 총을 맞아 다친 사람들이 몸속에

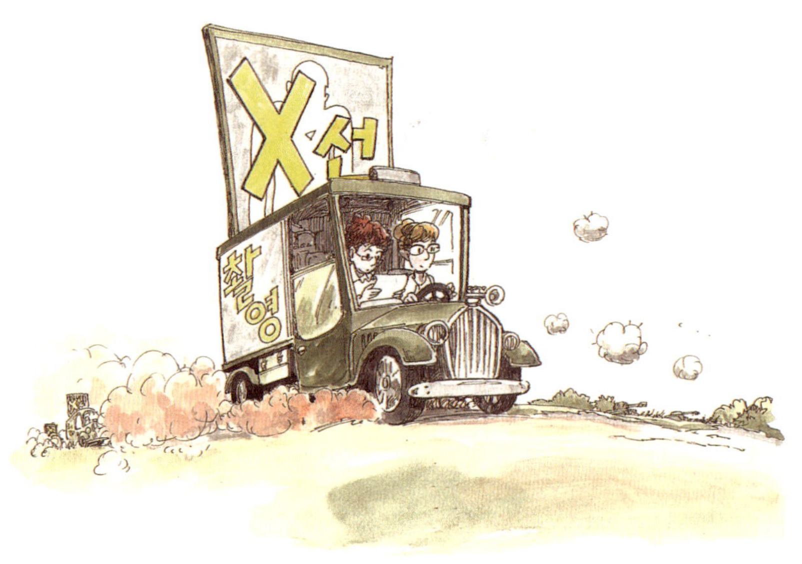

박힌 총알이나 파편을 빼지 못해 죽는 상황이 안타깝다고 그러는 거야.

이 말을 듣자 무언가가 마리의 머리를 스치고 지나갔어.

"아! 방사선을 이용해 몸속에 박힌 파편을 찾아낼 수 있지 않을까?"

마리 퀴리는 자신이 가진 돈을 모두 털어도 모자라자 사람들에게 일일이 연락해 방사선 촬영팀을 조직했어. 또한 병원마다 방사선촬영실을 마련하고 세계에서 처음으로 이동하면서 엑스선으로 환자들을 촬영할 수 있는 자동차를 개발했어.

그녀는 첫딸과 함께 이런 자동차를 스무 대나 만들어 직접 자동차를 몰고 전쟁터까지 달려갔지. 덕분에 무려 백 만이 넘는 부상병들의 생명을 건질 수 있었다고 해. 나중에 마리 퀴리는 방사선을 이용하여 암을 치료하는 방법까지 고안하게 돼.

"마리 퀴리가 대단하네요."

그렇고말고. 마리 퀴리는 꼭 과학자가 되려는 여성들뿐만 아니라 일반적으로 여성들에게 가장 존경 받는 학자야. 애국자에다, 적극적인 여성으로, 또 훌륭한 과학자로 존경을 받는 사람이지.

마리 퀴리는 젊은 연구자들에게 자주 이렇게 말했대.

"희망을 하늘의 별에 묶어두세요."

파리 시내 언덕을 내려오면 카페와 서점이 많은 작은 도로가 나와. 길 중턱엔 조그만 광장이 있는데, 바로 폴 랑주뱅 광장이 야. 마리를 곤란하게 만들었던 그 과학자 말이야.

거기서 조금 더 내려오면 파리 6대학이 있는데 이 대학을 피 에르와 마리 퀴리 대학이라고 불러. 의과대학과 이공계 대학이 있지.

"아빠, 같이 가보고 싶어요."

그럼~, 아빠도 윤이가 거기서 공부하면 얼마나 좋겠어? 우 와!

5 희미한 옛사랑의 그림자

윤아, 우리나라에서도 피자를 먹어? 질리지도 않니?

"아빠, 캐나다 피자는 크기만 해요. 우리 피자가 정말 맛있어요."

그래, 하긴 요즘 캐나다에서도 한국 음식이 인기가 높다더라. 코리안 프라이드치킨(KFC)이 켄터키 프라이드치킨(KFC)을 눌렀다고도 해. 피자나 치킨도 크기만 하고 우리나라처럼 맛있지 않다면서…… 하여튼 대한민국, 정말 대단해!

그럼, 오늘은 캐나다 토론토로 가볼까?

오늘 주인공은 캐나다에서 처음 노벨상을 받은 프레더릭 밴팅이라는 의사야.

밴팅은 어릴 때 작은 산골에서 살았대. 그 마을에 몇 십 가구나 있었을까? 주로 북아이레에서 이민 온 사람들이 모여 살던 동네니까……. 그런데 그 동네에 윤이처럼 예쁜 눈에다 오뚝한 코를 가진 여자아이가 있었대요. 동네 사내아이들은 모두 소녀를 차지하려고 힘을 겨뤘다는데, 어떻게 소녀가 밴팅을 선택해 둘이 사귀게 되었다는구나.

"아빠, 밴팅이 어릴 때부터 똑똑했던가 봐요."

과연 그럴까? 밴팅은 덩치는 컸으나 공부는 잘하지 못했다고 해. 어느 정도였냐 하면 말이야. 나중에 밴팅이 노벨상을 받았을 때 초등학교 교장선생님이 이렇게 말했대요.

"아니, 어떻게 밴팅이 노벨상을……."

하하~~.

"아빠, 밴팅이 여자 친구와 어떻게 놀았어요?"

옛날에 컴퓨터가 있었겠니? 텔레비전이 있었겠니? 어느 나라든 어린아이들이 노는 것이 비슷했어. 바로 소꿉놀이야. 참,

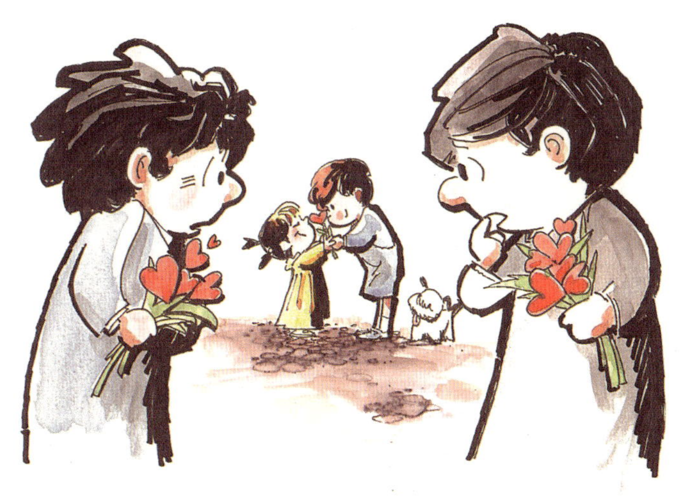

덩치 큰 밴팅이 여자아이와 노는 것을 상상해 봐. 밴팅은 창고 옆에서 조약돌로 방을 만들고, 소녀는 흙으로 밥을 짓고……. 사금파리에 밥을 담아 '나는 아빠, 너는 엄마' 하면서 말이야. 아빠가 엄마에게 했던 것처럼 결혼하자고 졸라댔을 지도 모르지. 아니, 엄마가 아빠한테 했었나? 하하~~.

그런데 소녀가 예닐곱 살쯤 되었을까. 맨날 아프다고만 하는 거야. 밴팅은 덩치만 크지 아빠처럼 어리숙했거든……. 밴팅은 이것마저도 소꿉놀이인 줄 알았던가 봐. 그런데 여자아이는 점점 말라가더니 그만 죽고 말았어.

소녀의 죽음은 어린 밴팅에게 너무나도 큰 충격이었어.

소꿉친구 소녀는 어린이 당뇨병을 앓고 있었대. 그래서 밴팅은 어릴 때부터 당뇨병 치료법을 꼭 알아내는 의사가 되겠다고 결심하게 되지. 그런데 공부를 잘 못했으니 어떻게 밴팅이 의사가 되었을까?

밴팅의 집안은 할아버지 때 캐나다 산골로 이민을 왔어. 1891년, 그러니까 밴팅이 태어나던 해 마을에 아주 큰 불이 나 교회만 빼놓고 홀라당 타버렸대. 그 이후로 농사만 짓던 산골에는 큰 변화가 생겼어. 농사만 짓다가는 똑같은 일이 반복될 수 있다고 생각했던 것이야. 그래서 목초 창고부터 만들고 소, 돼지 같은 가축들을 본격적으로 기르기 시작했대.

그 뒤로 가난했던 밴팅의 집안도 확~ 달라졌어. 성실한 아버지 덕에 밴팅이 열 살쯤 되었을 땐 기르던 짐승의 숫자가 늘어나 동네에서 손꼽을 만한 부자가 되었대. 게다가 아버지는 이상한 습관이 있었대요. 농장에서 기르던 가축이 이유 없이 죽을 때면 원인을 알아내려고 어린 밴팅과 함께 죽은 짐승의 뱃속을 열어 확인하곤 했어. 이것이 밴팅이 당뇨병 치료제인 인슐린을 개발할 때 다른 사람들이 전혀 생각하지 못했던 방법으로 찾아내는 결정적인 역할을 하게 되지. 밴팅은 인슐린을 찾기 위해 토론토 소 도살장에서 암소의 넉 달짜리 태아에서 이자*를 끄집어내어 실험에 사용했어. 이런 생각은 어릴 때 아버지와 함께 동물을 해부하던 경험이 없었다면 정말 어려웠을

 의학의 달인이랑 식사하실래요?

거야.

그렇지. 어릴 때 자연 속에서 사는 것도 얼마나 좋다구! 그러니까 아빠도 군의관일 때 소를 키우던 시골집에 살았고, 유럽의 농가에서도 며칠 머물렀잖아. 참, 그리고 보니 어미가 송아지 낳는 것도 봤었다. 그지? 그런데 너희들은 왜 아무도 의사될 생각을 안 해?

"아빠처럼 따분할 것 같아서 그래요."

앵~, 이건 또 무슨 소리야? 아빠 같은 자유인이 어디 있다구? 아빠는 20세기 마지막 낭만주의자이자, 마지막 자유주의자였어. 21세기가 되곤 조금 변했나? 하하~~.

밴팅은 처음에 약사가 되고 싶었지만 공부가 엉망이라 어려웠어. 그중에서도 받아쓰기를 가장 못해 부모님을 실망시켰지. 밴팅이 어릴 때 산골에서는 중학교를 졸업하면 그것으로 그만두어야 하는 것이었어. 그런데 공부도 제대로 못하던 밴팅이 고등학교까지 다니고 싶다고 졸라대는 거야. 허허~, 벤팅의 아버지가 얼마나 기찼겠어. 게다가 어릴 적 동네 공사장에서 떨어져 죽어가던 두 사람을 살려낸 의사를 보곤 이젠 약사가 아닌 의사가 되겠다고 하네.

아버지는 이렇게 말하며 마지못해 허락했다나.

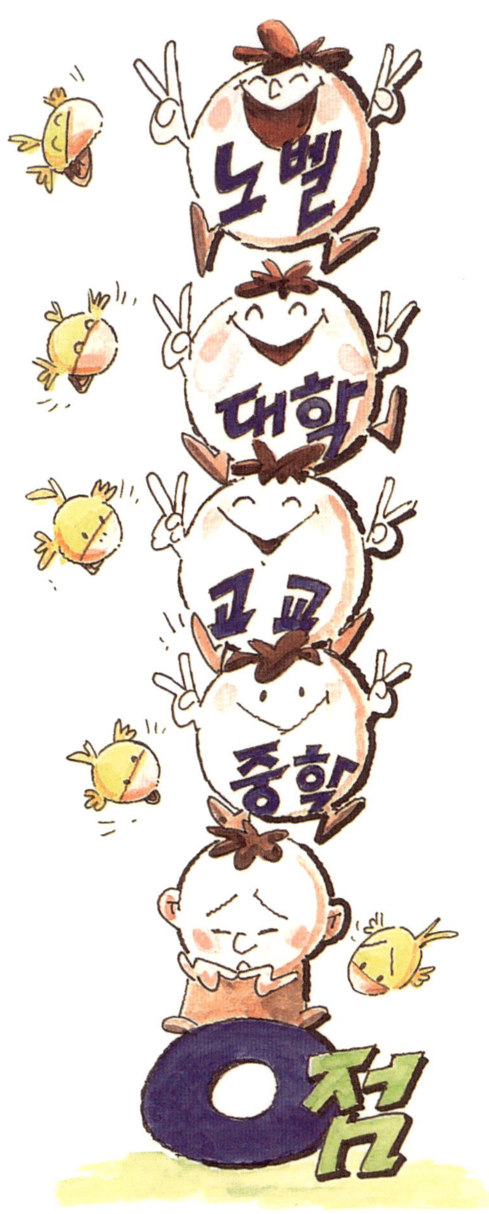
노벨
대학
고교
중학
0점

“내 참, 공부나 잘하기나 하면 몰라.”

그런데 밴팅이 시험 보는 재주는 있었던가 봐. 아니면, 아버지가 모르던 실력이 있었던지 덜컥 고등학교 입학시험에 합격해 가족을 놀라게 했지. 게다가 대학에도 별 탈 없이 들어갔던 거야.

그러나 키가 컸던 밴팅을 보면 사람들은 이렇게 말했다지.

“저 몸집에 운동선수나 하면 좋을 텐데…….”

이렇게 밴팅은 어릴 때부터 어른이 되어서까지 여러모로 구박을 받았는데, 서른두 살이란 젊은 나이에 노벨상 하나로 완전히 삶이 바뀌게 되지.

“아빠, 당뇨병이 뭐예요?”

그래, 다시 당뇨병으로 돌아갈까? 프레더릭 밴팅이 인슐린을 개발하기 전까지는 당뇨병의 유일한 치료는 탄수화물이라는 영양소를 가능한 한 적게 먹는 방법밖에 없었어. 다시 말하자면 굶기는 방법밖에 없었다는 말이지. 그래서 당뇨병을 앓는 어린이들은 비쩍 말라 뼈가 드러날 때까지 먹을 것을 달라고 애걸하면서 죽어갔다고 해.

그런데 인슐린을 발견한 다음에도 밴팅에 대해 별로 좋지 않게 이야기하는 사람들이 많았다는구나. 왜냐하면 시골뜨기였고 토론토 의과대학을 다닐 때도 성적이 뛰어나지 않았기 때문이었지. 더구나 내로라하는 대학교수도 아니었고 당뇨병을 치료하는 내과의사도 아닌, 동네병원을 하다 망한 정형외과 의사였잖아.

이제 밴팅이 의사가 되고나서 있었던 이야기를 해줄까? 밴팅은 의사가 되자마자 1차 세계대전이 일어나 졸업식 다음날 바로 군대에 들어가는 불행을 겪었어. 밴팅은 영국에서 프랑스로 옮겨 전투에 참가하였는데, 부상병을 치료하던 중 그만 자신도 독일군의 공격을 받아 오른팔에 파편을 맞고 쓰러졌어. 그런데도 다시 일어나 자신의 팔에 붕대를 감고 포화 속에서도 부상병을 치료하는, 영화에나 나올 장면을 연출했지. 그 덕에 훈장을 받았으나 부상이 너무 심했어.

"큰일 났어요!"

오른팔의 상처가 심해 다른 의사들은 팔을 자르는 것이 낫겠다고 했어. 그러나 밴팅은 고집을 부렸대.

"팔이 없으면 외과의사를 할 수 없잖아."

밴팅의 뜻밖의 반응에 치료하겠다고 나서는 의사가 아무도 없었어. 그러자 자신이 직접 자기 팔을 치료하기로 했지.

"시골뜨기라 어쩔 수 없네."

의사들은 모두 혀를 내둘렀지만 밴팅은 뚝심으로 다섯 달 만에 오른팔을 멀쩡하게 만드는 기적을 낳았어.

"정말 대단해요."

그렇지? 그런데 이를 어떡해. 전쟁이 끝나고 돌아오니 세상이 너무 변해 있었어. 의술은 급속도로 발전해 따라잡기도 어려웠고 전쟁으로 인해 살림은 어려워져 아파도 병원을 찾는 사람이 드물었어. 그래서 밴팅은 약혼녀와 결혼하기 위해 아르바이트로 생리학 강의를 해야 겨우 살 수 있었대.

그런데 이것이 밴팅이 인슐린을 발견하게 된 결정적인 계기가 되는 거야.

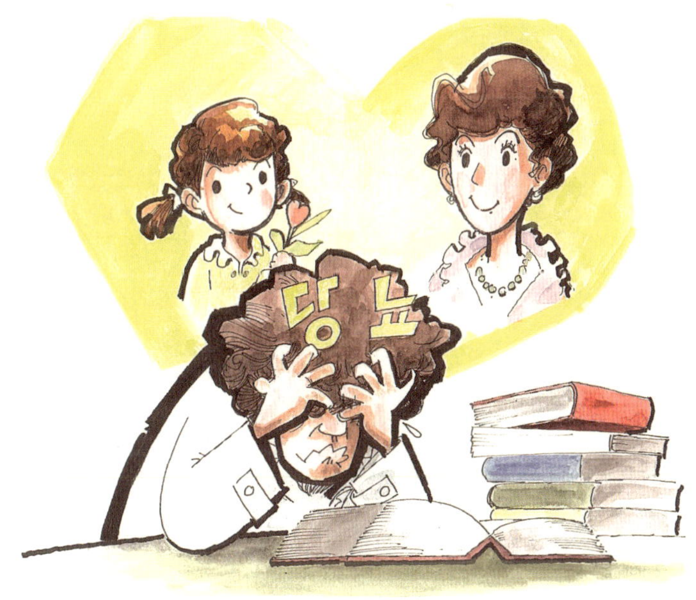

밴팅이 처음 이자의 길을 묶는 간단한 수술로 인슐린을 빼내는 실험에 성공한 자료를 들고 토론토 대학을 찾았을 때도 교수는 시골뜨기 의사 밴팅을 거들떠보지도 않았어. 그런데 밴팅의 뚝심 하나는 끝내주잖아. 그가 너무 성가시게 자주 찾아오자 교수는 자신의 휴가 동안 실험할 개 열 마리를 주고 젊은 대학원생인 베스트에게 도와주라고 하였어. 가난하고 이름도 없던 두 사람은 개를 먹이고, 목욕시키고, 운동시키는 잡일부터 실험에 이르기까지 엄청나게 힘든 일을 마다하지 않고 밤을 지새며 일에 몰두했다고 그래.

그런데 밴팅과 베스트는 가슴 쓰린 과거를 지닌 공통점이 있었지.

의사인 홀아버지 밑에서 자란 베스트는 친아들처럼 대해주던 큰어머니를 갑작스레 당뇨병으로 잃은 직후였지.

"밴팅도 어릴 때 친구가 당뇨병으로 죽었잖아요?"

그럼~~.

인슐린을 처음 추출하고나서 사람에게 사용하기까지는 시간이 걸렸어. 그런데 드디어 인슐린 주사를 놓을 수 있는 첫 기회가 생겼어. 밴팅은 당뇨병으로 죽기 직전의 열세 살짜리 소년 톰슨을 만났던 거야. 소년에게 주사를 놓으려하자 톰슨의 어머니와 아버지는 절대 아들에게 주사하지 못한다며 펄펄 뛰었지.

밴팅의 뚝심은 여기서도 나왔어. 그는 소년의 어머니에게 말했어.

"그럼, 제 팔에 먼저 주사를 놓겠습니다. 제가 죽지 않으면 아드님에게 놓겠습니다."

그러면서 그가 자신의 팔에 주사를 놓아 부작용이 없다는 것을 먼저 보여주자, 소년의 부모는 마지못해 허락했대. 나중에 밴팅은 자신의 팔에 인슐린을 놓으면서 약혼녀의 말이 생각났다고 그러더라구…….

"제발 당뇨병은 그만 잊고 병원에 신경 좀 쓰세요."

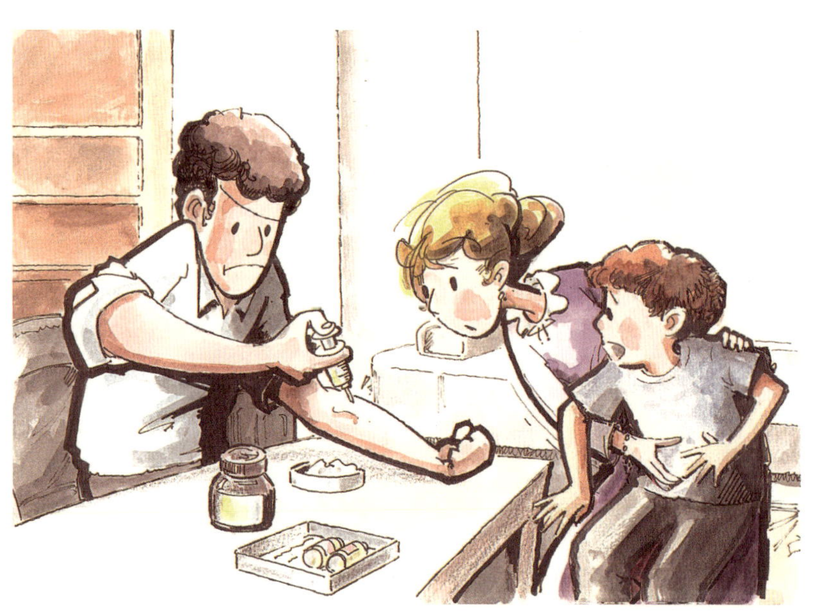

병원을 팽개치고 당뇨병 연구만하는 밴팅을 보면서 약혼녀가 얼마나 답답했겠어.

그런데 인슐린 주사를 놓자마자, 다 죽어가던 꼬마가 벌떡 살아나는 기적이 일어났던 거야.

당시만 해도 어린이 당뇨병은 한두 해 정도밖에 살지 못하는 아주 큰 병이었어. 밴팅은 수백 명의 당뇨병을 앓는 어린이로부터 받은 편지를 읽으며 눈물을 글썽였어. 밴팅은 이런 팬레터에 잠도 자지 않고 일일이 답장해 주는 친절한 의사여서 편지를 쓰다보면 훤하게 동이 트곤 했대.

드디어 밴팅은 인슐린의 발견으로 캐나다 최초로 노벨상을 받게 돼.

밴팅은 2차 세계대전이 일어나자 쉰 살의 나이에도 불구하고 다시 군의관으로 자원하였어. 왜 그랬냐구? 의협심에 불타는 성격도 문제였지만 항공의학에 대한 호기심이 발동했던 것이야.

제트 엔진이 개발되면서 프로펠러 비행기를 타던 조종사들이 빠른 속도를 따라잡지 못해 비행기를 조정하다 순간 정신을 깜박하거나 눈앞이 까맣게 되며 기절하는 일이 종종 일어났었거든. 밴팅은 인슐린을 개발했던 것처럼 이 문제를 해결하고 싶었어. 밴팅은 기술자와 함께 빠른 속도에 적응할 수 있는 옷을 개발하려고 했어.

"드디어 시험해 볼 때가 되었어!"

새로운 비행복을 개발해 흥분한 밴팅은 검사하는 장비가 있던 영국으로 가기 위해 비행기에 올랐어. 그런데 비행기가 그만 북극에 가까운 추운 지방에 떨어져 갈비뼈가 부러지는 사고를 당해. 밴팅은 그리 심하게 다치지 않았지만 조종사가 너무 많이 다쳤어. 밴팅은 자신이 죽을 수도 있는 상황에서 피투성이가 된 조종사를 살리려고 갖은 애를 썼어. 열 시간 후 구조대가 다가갔을 때는……, 이미 밴팅은 지쳐 얼어죽은 다음이었어. 안타까워, 정말~~.

"아빠, 밴팅이 불쌍해요."

그렇지. 아빠도 그런 생각이 드는구나. 윤아, 우리 피자 한 조각 더 먹을래?

＊이자＊

몸 깊숙이 등 쪽에 있는 분홍색 장기로 췌장이라고도 하며 두 가지 중요한 역할을 한다. 첫째, 소화효소를 만드는 기능으로 외분비라고 한다. 음식물이 위장을 거쳐 십이지장으로 들어오면 소화효소를 만들어 소화시키고 흡수를 돕는다. 둘째, 호르몬을 핏속으로 보내는 내분비 기능이다. 대표적인 호르몬은 인슐린과 글루카곤으로 인슐린은 혈당을 떨어뜨리고, 글루카곤은 혈당을 올리는 역할을 한다. 호르몬을 만드는 곳을 랑게르한스 섬이라고 부른다.

6 내 이름은 필립 제이슨

오늘 밥상엔 나물이 많네? 콩나물, 시금치, 취나물에다 우와! 호박나물까지……. 윤아, 얼른 고추장 가져와야겠다. 아빠는 비벼 먹어야겠어. 달걀 하나 부치고, 참기름에다가…… 꿀꺽~.

"엄마, 아빠가 비빔밥이 생각나시는가 봐요."

그래, 벌써 군침이 도네. 오늘은 비빔밥을 먹으면서 누구 이야기를 할까? 오랜만에 한국음식이니까, 우리나라에서 처음 현대의학 의사가 된 서재필의 이야기를 해줄게.

때는 19세기 말, 그러니까 1894년 정도일거야. 미국의 워싱턴에 있는 조선 공사관의 다락방에서 비쩍 마른 남자가 구겨진 양복을 걸치고 나왔어. 그 사람을 뒤따라 나온 여인이 손을 흔들며 웃었지.

"오늘은 몇 사람이나 병원에 올까?"

호주머니에서 동전을 잡았다가 꺼내 보더니 다시 집어넣었어. 동전 너덧이 부딪히는 소리가 귀에 거슬렸어.

남자는 막일을 하며 공부하여 어렵게 의사가 되었지만 미국이란 나라에서 먹고 살기가 정말 어려웠어. 그가 내뿜는 날숨은 워싱턴의 차가운 바람에 하얗게 드러났어.

이 사람이 누구냐. 필립 제이슨(Phillip Jaisohn)으로 조선에서 미국으로 도망간 바로 서재필이었어.

서재필이 열여덟 살이란 어린 나이에 과거에 합격하자 동네에선 큰 잔치를 열고 난리가 났어. 자신도 새로운 앞날이 환하게 열리는 듯해 기분이 좋았지. 그러나 열다섯 살이 많은 김옥균이라는 사람을 우연히 만나고 나선 운명이 완전히 뒤바뀌게 돼.

김옥균은 서재필에게 이렇게 말했대.

"우리가 힘을 길러야 해. 힘이 있어야 나라를 지킬 수 있어."

그래서 그는 얼떨결에 일본으로 건너가 육군학교에서 공부하게 돼. 그런데 조선으로 돌아오자마자 바로 큰 사건에 휘말

리게 되는데, 이를 갑신정변이라고 불러.

그러나 개혁은 단 사흘 만에 실패하고, 주동자들은 모두 죽거나 다른 나라로 몸을 피하게 돼. 몇 개월, 몇 년이 지나 그를 제외한 다른 사람들은 거의 다시 조선으로 돌아와. 그러나 서재필만은 미국으로 건너가 철도 공사장에서 일하면서 밤에 촛불을 켜고 공부하여 우리나라 최초의 현대의학 의사가 되었어.

"아빠, 왜 미국으로 갔어요?"

다른 나라에 몸을 피하는 것을 망명이라고 불러. 일본으로 도망했지만 다들 양반집 자식이라 몸을 쓰는 막일을 전혀 하지 못했어. 일본에서도 아랫사람을 부리려고 하니 도대체 되는 일이 없었지. 조선에서 가져간 돈이 떨어질 무렵에는 누가 먼저라고 할 것 없이 다시 돌아갈 궁리뿐이었어. 그러나 유일하게 서재필만이 일본에서부터 스스로 막일을 시작해 미국에서도 길가에 자라는 들풀처럼 힘겹게 살아가게 돼.

서재필은 미국에서 의사가 되면 잘 살게 될 줄 알았나 봐. 뭐 당연히 그렇게 생각할 수밖에 없었겠지. 그러나 동양 사람으로는 의사가 되어도 집을 마련하기 쉽지 않았어. 그는 먹는 것조차 어려워지자 할 수 없이 조선 공사관에 구걸하듯이 부탁해 겨우 잠자리를 마련했던 것이야.

 의학의 달인이랑 식사하실래요?

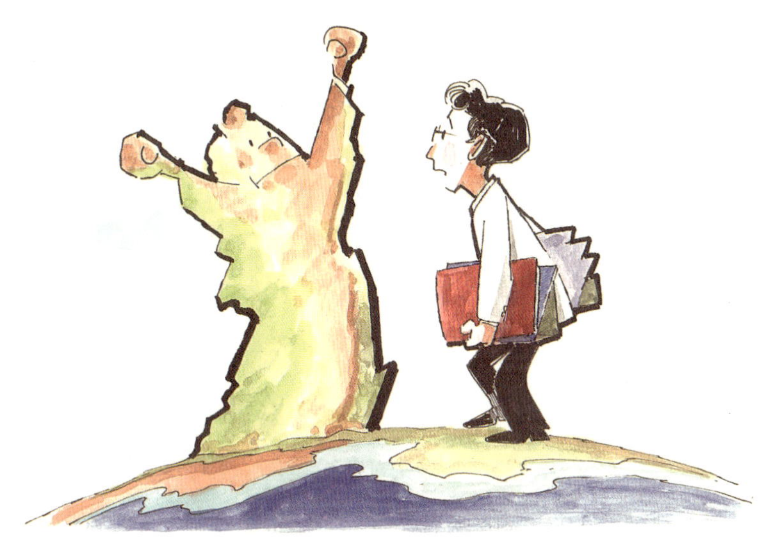

그러나 엄청난 바람은 다시 휘몰아치지. 조선에서는 갑오개혁이라고 하여 서재필이 지지하던 세력이 득세하게 돼. 서재필은 중추원 고문이 되어 의사가 아닌 언론인으로 1896년 열한 해 만에 조선으로 돌아오게 되네. 조선으로 돌아올 때도 서재필은 뱃삯이 없어 공사관에서 겨우 꾸어 왔다더구나.

"우리나라서는 왜 의사를 하지 않았어요?"

많은 사람들은 서재필이 우리나라에서는 왜 의사를 하지 않았는지 궁금해 해. 아빠는 서재필이 미국에서 의사 생활을 하면서 너무 고생했기 때문이 아닐까 생각하는데……. 한편으로는 당시 우리나라에서 의사의 지위가, 그러니까 한의사겠지,

그렇게 높지 않아 뜻을 펴기 어렵다고 생각했을 수도 있어.

서재필은 독립신문을 만들었어. 독립신문은 우리나라에서 처음으로 띄어쓰기를 하고 한문 없이 한글만을 사용해 만든 신문이야. 서재필이 영어를 섞어 말하면서도 한문을 쓰지 못하게 하고, 한문과 달리 영어식으로 띄어쓰기를 한 것을 좋지 않게 말하는 사람들이 더러 있단다.

"띄어쓰기를 처음 했다구요?"

그래, 그전까지 띄어쓰기를 안 했으니 글을 읽는데 얼마나 헛갈렸겠어?

그러나 당시 우리나라 상황을 알면 서재필이 왜 그렇게 한문에 대해 부정적으로 생각했는지를 알 수 있어.

우리나라 주변의 여러 나라 가운데 중국이 워낙 강하게 오랫동안 옥죄고 있었기 때문에 하루 빨리 중국의 영향으로부터 벗어나는 것만이 살 길이라고 생각했지 싶어. 물론 지금 생각하면, 중국을 견제하고 일본을 조심하지 않아 결국 우리나라가 일본의 식민지가 되는 빌미를 제공했다고 볼 수도 있겠지만 말이야.

서재필이 우리나라에서 의사를 하지 않은 또 다른 이유는 아마도 의사로서 사람 몇 명을 살리는 것보다 국민을 깨우치고,

사회를 바꾸는 것이 더 많은 사람을 살리는 방법이라고 생각했던 때문이 아닐까?

서재필은 신문을 이용하면 여러 사람들을 만나고 자신이 마음에 담고 있던 생각을 전할 수 있다고 생각했어. 독립신문을 통해 서재필은 잘 사는 나라의 의료제도를 소개하고, 우리나라도 새로운 병원을 만들고 의과대학을 세워야한다고 주장했어. 또한 황열병 의학연구소에서 세균학을 연구했던 경험으로 조선에 들끓던 콜레라의 원인에 대해서 얘기했어.

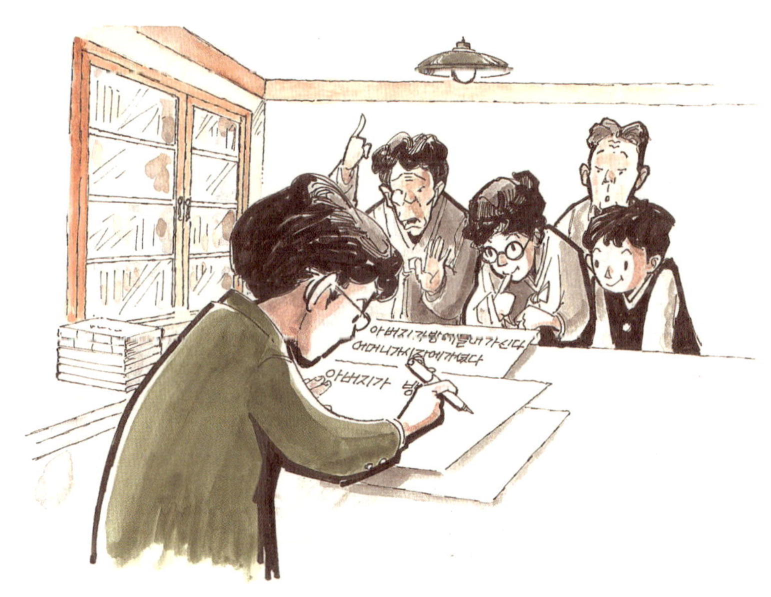

"아빠, 황열병은 노구치가 걸린 병인데……."

그렇지. 우리 윤이 똑 소리 나네.

서재필이 조선에 돌아왔던 그해 콜레라라는 전염병이 크게 유행하였어. 평안북도에서만도 육만 명이 넘게 죽었고, 전국에서는 몇 십만 명이 죽었다더구나.

당시 사람들은 전염병은 귀신이 일으킨다고 생각했어. 콜레라가 유행하자 귀신이 들어오지 못하게 마을 어귀에 장승을 세우고 집집마다 금줄을 두르거나 부적을 붙였어. 서재필은 이런 병을 일으키는 원인이 귀신이 아닌 세균이라는 사실을 신문을

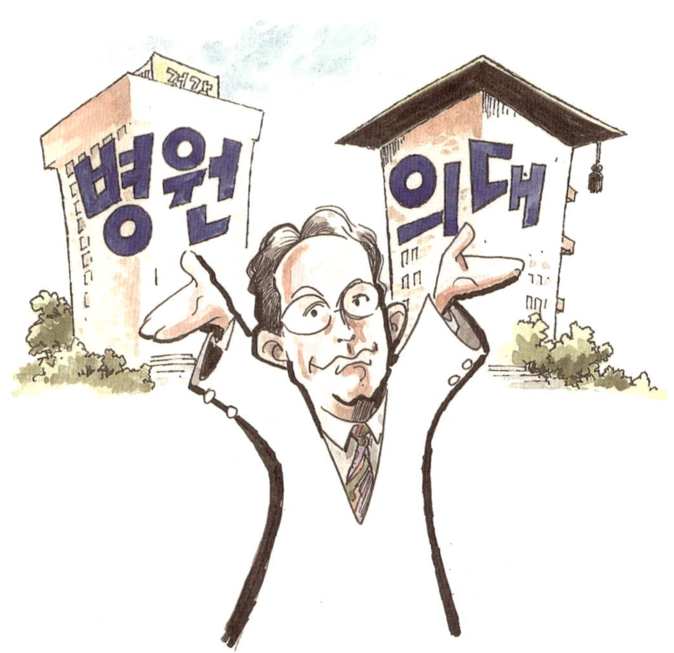

통해 널리 사람들에게 알렸어.

그런데 조선에서는 또다시 엄청난 변화가 일어나지. 황비인 명성황후가 일본 자객들에게 궁궐 안에서 암살당하는 비참한 사건이 발생했어. 이로 인해 개혁에 앞장섰던 총리를 비롯한 여러 사람이 죽임을 당하거나 유배를 떠나고, 고종이 궁궐을 떠나 러시아 공사관으로 도망가는 사건이 벌어졌어.

이를 기회로 러시아는 우리나라에 대한 영향력을 확대하려고 했어.

서재필은 이러다간 우리나라가 러시아에게 잡혀 먹힐지도 모른다는 불안감에 휩싸였어. 서재필은 신문에다가 러시아의 정책을 비판하는 글을 쓰고, 만민공동회를 열어 러시아 고문단이 물러날 것을 요구했어. 결국 러시아가 반발하여 서재필은 중추원 고문에서 물러나 다시 미국으로 돌아가게 돼.

"그래도 서재필은 다치지 않았네요?"

서재필이 우리나라 사람으로서는 처음으로 미국 시민권을 받았거든……. 러시아에서도 서재필을 해치고 싶었으나 국적이 미국이라 어쩔 수 없었지.

간혹 서재필이 미국으로 돌아갈 때 당시로서는 큰돈인 7년치 월급을 받아간 사실을 두고 가난한 나라에 너무나 무리한 요구를 했다고 욕하는 사람이 있어. 그러나 미국에 가서도 살 길이 막연했던 서재필로서는 어쩔 수 없는 선택이었다고 봐야 해. 결국 그는 미국에 가자마자 돈을 벌기 위해 곧바로 미국과 스페인과의 전쟁에 군의관으로 참전했으니 말이다.

그 후 서재필은 한동안 인쇄업과 사무실용 가구와 용품을 파는 필립 제이손(Phillip Jaisohn)이라는 문방구를 운영했어. 3·1운동이 일어나자 서재필은 미국에서 한인연합대회를 개최하기도 했어. 한국평론(Korea Review)이란 잡지를 만들어 우리나라의 독립을 도와주는 역할을 도맡았어. 그 후 양탄자 등을 파는 상점을 열어 사업으로도 꽤 성공했다고 해.

살림살이가 좀 좋아지다보니 서재필의 마음 속에서 다시 의사를 하고 싶은 욕구가 되살아났어. 1926년부터 다시 의학 공부를 시작하여 몇몇 병원에서 의사로 근무하며 병리학 논문을 여러 편 발표했어. 십년 뒤에는 다시 병원을 차리기도 했고 2차 세계대전이 일어나자 징병검사관으로 일하기도 했지.

"어, 다시 의사를 했네요?"

그래, 서재필이 다시 의사를 하게 된 것을 보면 미국 사회의 변화를 알 수 있지. 세월이 지나면서 점차 이민 온 사람이 늘고 동양 사람에 대한 대우도 차츰 좋아졌어. 그래서 미국에서 한

동안 그는 의사로 평범하게 살 수 있었어.

그러다 광복이 되자 미국 군정청 최고정무관이 되어 잠시 우리나라에 왔고, 대통령 후보로 오르내리곤 했지. 참, 파란만장한 삶을 살았어.

오늘 비빔밥이 참 맛있다. 그지?

비빔밥은 참 좋은 음식이야. 몸에 좋으려면 오메가6와 오메가3의 균형이 맞아야 한다고 그래. 가장 바람직한 배합이 2~4:1인데 비빔밥이 딱이라고 그러네. 그래서 비빔밥이 맛있나?

윤아, 아빠처럼 비벼먹지 그래.

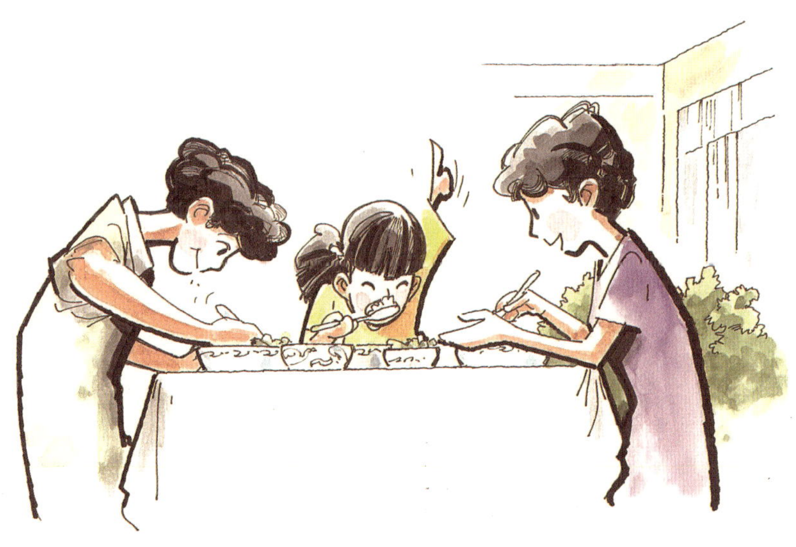

7 용서해 주세요,
히포크라테스!

프리드리히 실러(Johann Christoph Friedrich von Schiller)
의사의 길을 포기했던 '질풍노도'의 의사

"야, 맛있는 피자다! 아빠, 피자는 어느 나라 음식이에요?"

"이탈리아 음식이 아닐까? 피자로 이름난 나폴리는 이탈리아 도시잖아? 잘 모르겠는 걸……. 우리, 요리 박사인 엄마에게 물어 보자. 피자가 대체 어느 나라 음식이에요?"

글쎄, 어느 때부터 피자를 요즘 말하는 피자라고 할 수 있을까요? '피자'라는 말은 이탈리아 말인데…….

윤아, 피자는 원래 고급 음식이 아니었어. 가난한 바닷가 사람들이 추운 겨울을 나기 위해 끼니로 먹던 싸구려 음식이야. 근데, 지금처럼 토마토 반죽이 듬뿍 올라간 음식을 피자라고 하면 말이야. 그렇다면 스페인 음식일 수도 있겠네? 스페인의 정복자 코르테스가 잉카제국을 무너뜨리고 토마토를 유럽으로 가져왔다고 하니 말이다. 나폴리에 살았던 사람들이 빵에다 토마토를 올려 구워먹었는데, 당시 나폴리는 스페인이 다스리던 땅이었어.

어, 베토벤의 교향곡 합창이 나오네.

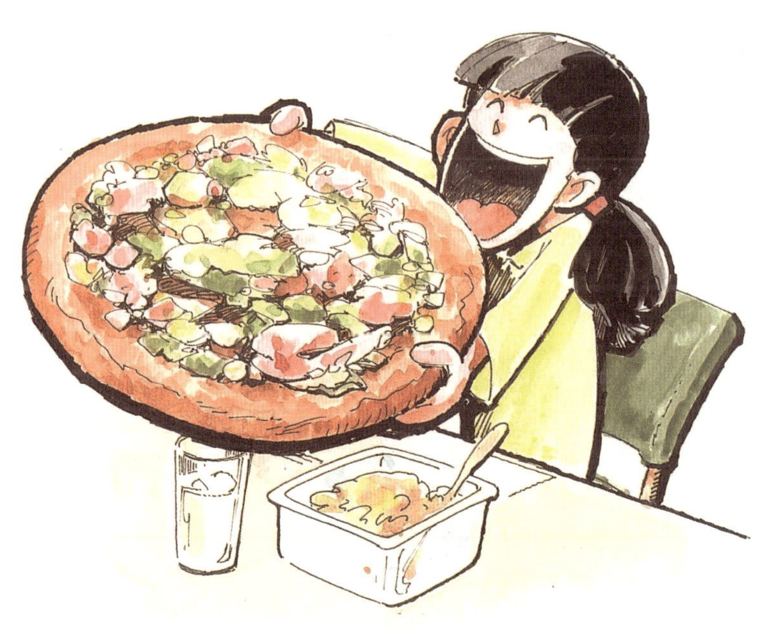

"엄마, 노래가 나와요?"

그래, 조금 색다른 교향곡이지. 이것이 '환희의 송가(An die Freude)'라고 하는 노래란다. 프리드리히 실러라는 의사의 시에 베토벤이 곡을 붙였어. 처음 교향곡 '합창'이 연주되었을 때 귀가 멀어버린 베토벤은 사람들이 박수치는 소리도 듣지 못했다고 하니 안타깝지?

오늘은 엄마가 독일의 의사이자, 시인이자, 극작가인 프리드리히 실러에 대해 이야기해 줄게.

프리드리히 실러는 어릴 적부터 약골로 소문이 났대요. 덩치가 유난히 작을 뿐만 아니라 허약해 기침을 달고 살았대. 찬바람이 조금만 불어도 어머니는 실러에게 속옷을 몇 겹으로 입히

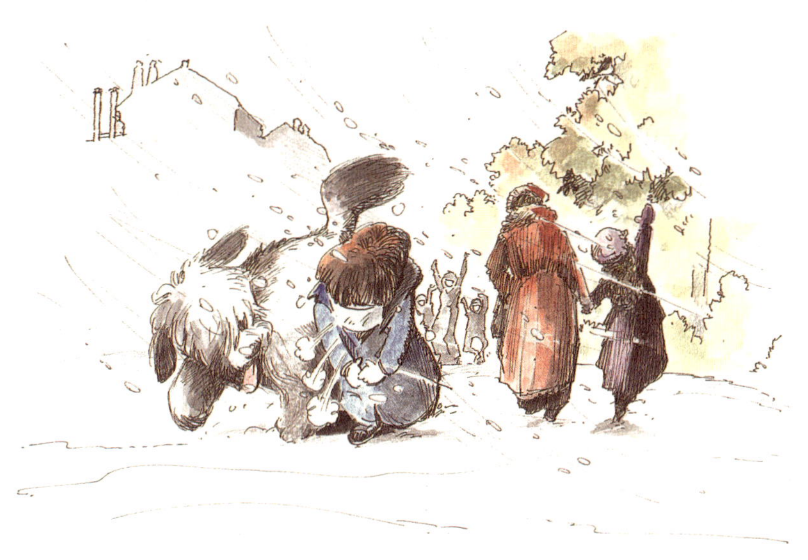

고 두터운 외투를 입혔다는데……. 그래도 겨울철이면 콧물에다, 기침에다, 재치기에다 정말 성한 날이 없었다고 하네.

"실러가 아빠랑 비슷해요. 우리 아빠, 삘삘이 콧물쟁이 ~~."

어머, 애들이 아빠를 놀리네.

프리드리히 실러가 살았던 18세기 독일은 프랑스대혁명 바로 전으로 영주들이 서로 땅을 나눠 마음대로 다스리던 시대였단다.

그런데 하루는 영주가 생각했지.

"똑똑한 애들을 골라 공부시켜야 나라를 크게 만들지 않을까? 의사도 법관도 최고로 만들려면 엄하게 가르쳐야 해."

영주는 바로 사관학교 같은 엄격한 학교를 만들었는데, 규율이 너무나 혹독해 지레 겁먹고 포기할 정도였다네.

"그래서 실러가 의사가 되었어요?"

그렇지 않아.

"제법 똑똑한데……. 저 아이는 머리가 좋으니까 법관으로 만들어 봐."

열세 살 때 실러는 영주의 눈에 쏙 들어 얼떨결에 학교에 들어가게 되었지. 글쎄 말이다, 실러가 입학하려면 건강하다는 진단서를 병원에서 받아야만 했는데, 골골하던 실러에게 그게 어디 쉬웠겠어? 영주가 배려하여 겨우겨우 법학을 공부하게 돼. 그러나 실러는 입학하자마자 아파 두 해 동안 일곱 번이나 입원할 정도로 골골거렸어. 대부분 기침과 몸살 때문이었다는데, 밤늦도록 글쓰기를 한 것도 원인이었지.

그런데 말이야. 실러가 한참 법률 공부에 재미를 붙였는데, 어느 날 영주가 다시 실러를 불렀어.

"열심히 공부하고 있지? 그런데 어쩌나, 우리나라에 법관이 너무 많아. 실러는 얌전하고 똑똑하니까 법관보다 의사가 되어야겠어."

실러는 황당했지만 의학을 공부하는 것을 나쁘게 생각하지 않았어. 원래 목사가 되고자 한 실러에게 딱딱한 법 공부가 맞을 리가 없었지.

실러에겐 정말 다행이었어. 왜냐하면 의학은 법학보다는 오히려 문학에 가까운 학문이거든.

그런데 삼학년 때 학교에 폐결핵이 휩쓸고 지나갔어. 친구 한 명을 포함해 세 명이 죽었는데, 허파가 좋지 않았던 실러는 마치 자신이 폐결핵에 걸려 죽은 것처럼 안타까워하며 죽은 친구에게 바치는 시를 썼다고 해.

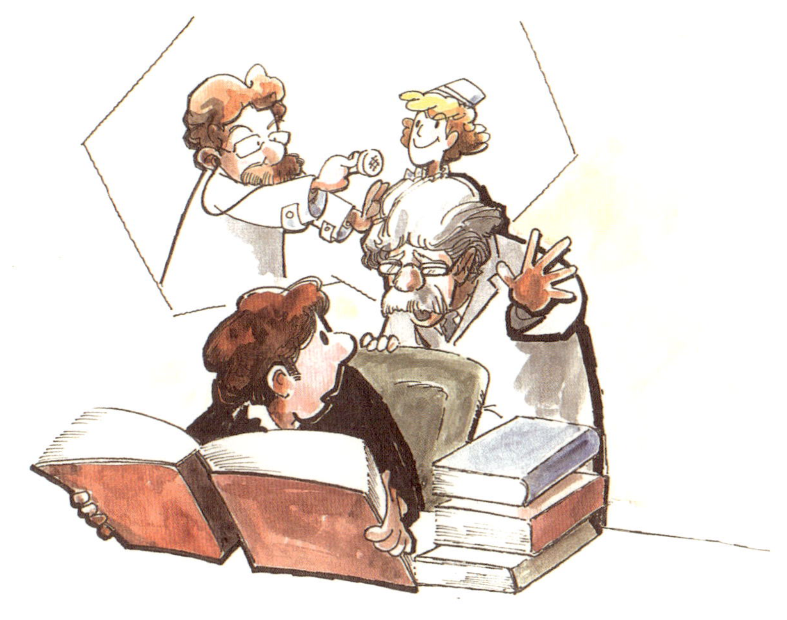

어쨌든 실러는 다섯 해 동안 의학을 공부하여 우수한 성적으로 졸업했어. 그 뒤 군의관으로 두 해 남짓 근무했지.

"엄마!! 실러가 의사로서도 뛰어났어요?"

그럼~~, 실러의 아버지도 외과의사였잖아. 실러가 성적도 우수했지만 아버지를 닮아 손재주가 뛰어나 외과의사로서도 아주 잘했다네.

그러나 실러는 지금으로서는 받아들일 수 없는 이유로 더 이상 의사를 못하게 되지. 그는 군의관 생활을 하면서 《떼도둑》

이라는 희곡을 쓰게 돼. 실러의 희곡은 다른 도시의 극장에서 공연되었는데, 첫날 저녁 관객들에게 인사하는 행사가 예정되어 있었어. 실러는 무대인사에 참석하기 위해 군의관으로 근무하던 도시를 몰래 빠져나오게 돼.

"떼도둑이 어떤 내용이에요?"

뭐랄까? 음~, 우리나라의 홍길동전과 비슷한 내용이라고 생각하면 되겠네.

의사인 실러가 쓴 희곡의 첫머리는 이렇게 히포크라테스의 말로 시작되었지.

"약으로 고치지 못하면 칼로 고친다. 칼로 고치지 못하면 불로 고친다."

이 말은 히포크라테스가 의술에 대해 이야기한 것이지만, 당시 억눌렸던 사람들에게는 자유를 열망하게 부추겼어. 관객들은 마치 미친 사람들처럼 소리를 질러대거나 주먹을 불끈 쥐기도 했고 서로 끌어안고 울기까지 했어. 심지어 기절한 여자들을 찬물을 끼얹어 깨우기까지 했다지. 공연이 끝나자 모두들 넋이 나간 채 간신히 극장을 빠져나왔다고 해.

그러나 첫 공연 후 실러는 영주로 부터 몹시 야단을 맞았지. 군대를 벗어난 것도 문제였지만 희곡의 내용이 당시 사회를 비판했기 때문이었어.

"이 놈! 다시 그 따위 글을 썼다간 혼날 줄 알아."

영주는 실러가 꼼짝하지 못하게 빈 방에 혼자 가두어 놓고 벌을 주었지.

그는 며칠 동안 고민했어. 글을 쓰기 위해서는 의사를 포기하고 도망칠 수밖에 없었어. 실러는 도망을 가면서 이 한 마디를 던졌다고 해.

"히포크라테스! 나를 용서해 주세요."

그 후 실러는 작품마다 인기를 얻고 유명한 작가로 이름을 날리게 돼. 결국에는 괴테와 함께 독일문학에서 '질풍노도의 시대'라는 큰 문을 열게 되지.

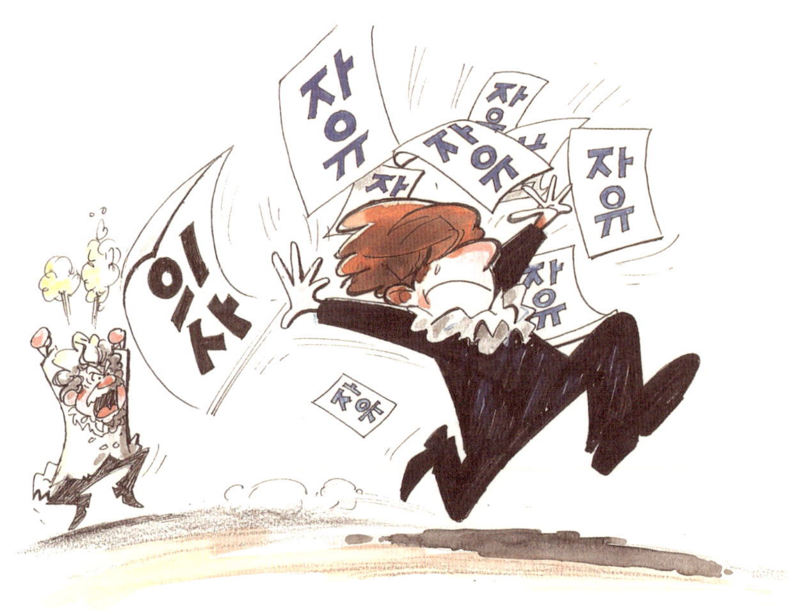

"엄마, 질풍노도의 시대라고요?"

그래, 우리 윤이는 아직도 '질풍노도의 시대'라고 그랬지?

그런데 하필이면 실러가 도망쳐 나온 도시에 전염병이 유행하였다네. 그 도시에서만 헤아리기 어려울 정도로 많은 사람들이 전염병에 걸렸고, 심지어 극장에서 연출하는 사람조차 병에 걸려 죽기도 했어. 실러는 직접 약을 지어 밥처럼 먹어 겨우 살아났지만 무려 여덟 달 동안을 끙끙 앓았다고 해.

그 뒤에도 허약한 실러는 병을 달고 살았는데, 기침과 콧물은 친구처럼 늘 따라다녔어. 평생 코뿔뿔이와 콜록이였다는 말이지.

"아빠처럼 약을 드시면 되잖아요?"

그때 그런 약이 있었겠니?

밤낮 쉬지 않고 글을 쓰던 실러는 급기야 서른두 살이 되자 기침할 때마다 피고름이 나오고 열이 올라 자주 정신을 잃었어. 실러는 건강이 나쁠 때마다 이렇게 말했대.

"아파도 싸지. 이게 모두 의사의 길을 포기했기 때문이야. 나는 히포크라테스의 저주를 받고 있어!"

실러의 건강이 나빠지자 그가 죽었다는 기사가 신문에 실리기도 했고 어느 나라에서는 죽지도 않은 천재시인의 장례식이 치러지기도 했어.

그러던 실러가 참 신기하지. 괴테와 친해지고 나서는 갑자기 생기가 돌기 시작했어. 자기와 말이 통하는 작가를 처음 만난 거야. 실러는 아예 괴테가 살던 나라로 옮겨가 죽었다는 기사가 난 뒤 무려 열네 해나 더 살게 돼.

실러는 죽으면서도 이렇게 말했을 거야.

"내가 사람을 고치는 의사를 포기해 죽는 거야. 히포크라테스! 제발 용서해 주세요."

"엄마! 실러는 결국 어떤 병으로 죽었어요?"

어떤 병일까? 아빠에게 물어보자.

응, 실러가 앓았던 병은 결핵으로 알려져 있어. 실러가 죽고 나서 부검을 했는데, 실러의 허파가 거의 남아있지 않을 정도로 검게 타있었다고 해. 콩팥도 결핵으로 망가져 있었고. 실러는 늘 뱃속이 더부룩하고 변비로 고생했는데 이 증세 또한 장결핵일 가능성이 높아.

결핵인 줄 알면 뭐해. 당시는 결핵을 치료하는 약이 없었던 걸. 우리 윤이, 좋은 세상에 살고 있지?

피자 이야기를 하다 어떻게 엄마가 실러 이야기를 해버렸네.

"아빠는 어떤 피자를 좋아하세요?"

글쎄, 아빠는 좋아하는 피자는 몰라도 싫어하는 피자가 있지. 멸치로 만든 안초비 피자야. 잘츠부르크에서 너희들이 먹지 않겠다고 해 아빠가 그 짠 걸 혼자 모두 먹었잖아……. 하하~~

8 자신에게도 할 수술만 하라

"오늘은 냉장고 안을 정리해야겠어요."

그래 이것 저것 넣어 볶음밥이나 해먹지. 어, 여기 냉동실에 베이컨도 있네. 김치볶음밥에다 베이컨 잘라 넣으면 씹는 맛이 얼마나 좋은데……. 달걀 후라이를 볶음밥 위에 얹으면~, 우와! 침 넘어가네.

"이제 그만 하시고 노래를 틀어보세요."

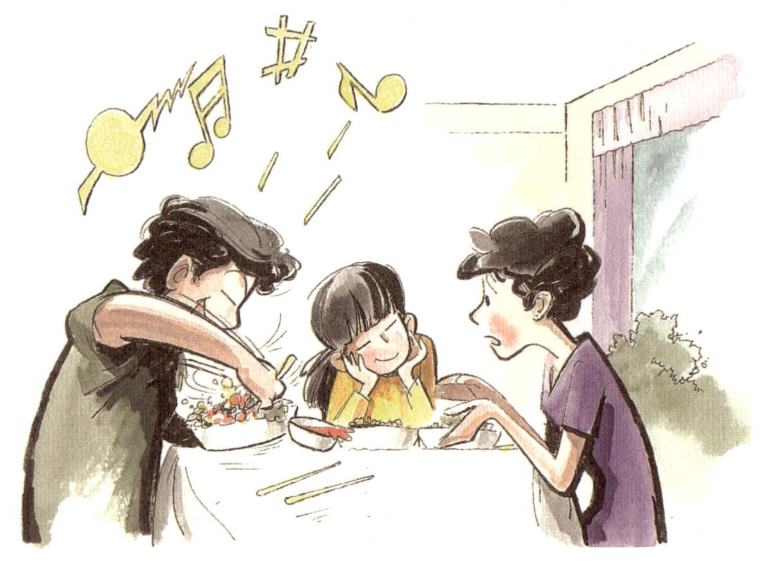

그러죠, 밥을 먹을 때면 음악이 있어야지. 그래, 오늘은 브람스의 현악사중주를 틀어줄게요.

"아빠, 의사들은 음악을 좋아해요?"

그럼, 음악을 좋아하다 보니 전문가처럼 악기를 연주하고 즐기는 사람이 적지 않아. 의사란 직업이 청진기로 듣는 것부터 소리에 민감해야 하는 직업이거든……. 타진법을 알아낸 아우엔부르거도 그렇고, 절대음감을 가졌었다고 알려진 테오도르 빌로트도 꽤 이름난 음악가였지.

"의사들은 모두 음악을 좋아하겠어요."

아니야, 싫어한 의사도 꽤 많아. 음악이라면 질색했던 지그문트 프로이트도 있잖아. 프로이트가 어느 정도였나 하면 말이다. 단골 음식점에서는 프로이트가 들어오면 아예 음악을 꺼버렸을 정도였대요. 하긴 어린 시절에는 피아노 소리가 공부를 방해한다며 여동생의 피아노마저 없애버렸잖아.

그건 그렇고, 우리 집도 클래식을 들으니까 제법 고급 레스토랑 분위기가 나네.

기왕 브람스 음악이 나왔으니 요하네스 브람스의 친구인 외과 의사 테오도르 빌로트에 대해 이야기할까?

19세기에 유럽을 통틀어 가장 위대한 외과의사가 누구냐고 하면 아마도 열에 아홉은 테오도르 빌로트를 꼽을 거야.

그때는 제대로 된 수술방법이 개발되지 않아 암을 약으로만 치료했던 시대였지. 그때 빌로트라는 스타 외과의사가 짠~ 하고 등장해 각종 암을 떡 주무르듯 손쉽게 고쳐버렸잖아. 특히 위장을 수술하는 방법은 지금도 빌로트 첫 번째 수술, 두 번째 수술이라고 부르고 있어. 마치 올림픽 체조의 양학선 선수 이름을 딴 '양원, 양투' 기술처럼 말이야.

빌로트는 발트 해 부근 독일 루겐 섬에서 목사의 아들로 태어났어. 스웨덴 사람이었던 아버지는 어릴 적부터 음악에 재능을 보였던 빌로트가 음악가가 되면 좋을 것 같다고 생각했어. 그러나 여덟 살 때 아버지가 죽자 집안이 기울어 어머니와 친척들은 음악가보다는 안정된 직업인 의사가 되길 바랐어. 집안을 책임져야 했던 빌로트는 고민하던 끝에 독일과 스웨덴의 대학을 옮겨가며 공부해 결국 베를린 대학을 졸업하여 의사가 되었지.

빌로트는 곧바로 큰 도시인 베를린에서 용감하게 병원을 열었어. 그렇지만 두 달 동안 단 한 명의 아픈 사람도 찾아오질 않아 쫄딱 망해버렸다네.

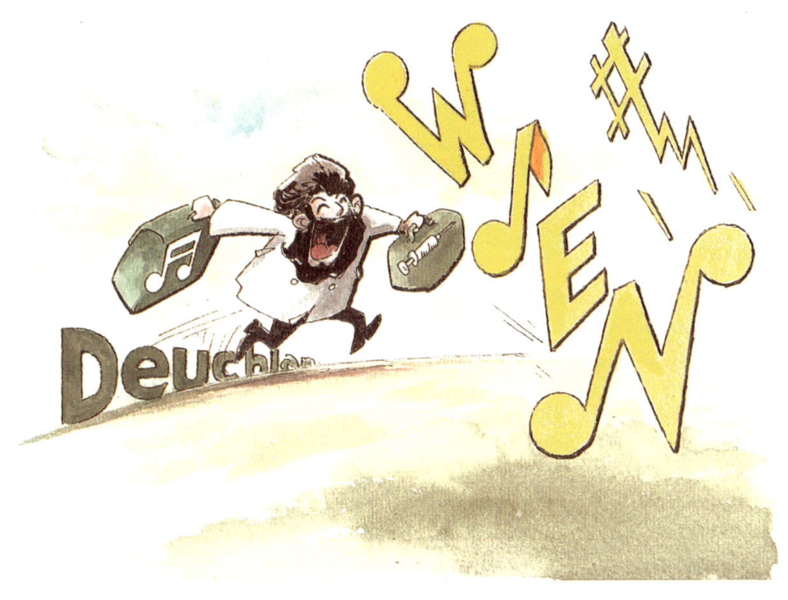

 의학의 달인이랑 식사하실래요?

"이젠 어떡해요?"

글쎄, 말이다. 이때가 빌로트의 삶에서 가장 큰 시련의 시기였다지 뭐야.

테오도르 빌로트는 이 어려움을 어떻게 피해 갈 수 있을까 고민했어. 그러다 간신히 병원의 조수 자리를 얻어 일할 수 있게 되지.

그런데 병원의 조수 자리라도 얻었던 것이 빌로트에겐 너무나 큰 행운이었어. 날마다 엄청나게 많은 수술을 했던 병원이어서 현미경으로 표본을 조사하고, 논문을 쓰기에 안성맞춤이었지. 빌로트는 그 병원에서 얼마나 열심히 일했던지, 몇 년 후에는 베를린 대학의 외과학과 조직학 교수가 되었어.

유명해진 빌로트는 취리히 대학으로 가서 일곱 해 동안 지내고, 그렇게 원하던 오스트리아의 빈으로 가게 되지. '비엔나'라고도 부르는 빈은 예나 지금이나 음악의 도시로 이름났기 때문에 음악가가 되는 것이 소원이었던 빌로트는 항상 이런 말을 입에 달고 살았대요.

"빈에서 의사를 하면 얼마나 좋을까?"

결국 빌로트는 소원을 이루게 된 것이야.

빈에서도 테오도르 빌로트는 아픈 사람을 위한 일이라면 무엇이든 받아들이는 멋있는 의사로 꼽혔어. 리스터가 석탄산을 이용한 소독법을 개발하자 다른 의사들은 냄새가 지독하다며 싫어했잖아. 상처가 곪아 죽는 사람을 지켜본 빌로트는 반드시 소독해야 한다며 어느 의사보다 먼저 석탄산을 도입했어.

그뿐만 아니라 수술이 끝나면 언제나 아픈 사람 곁에 앉아 일정한 시간 간격으로 몸의 온도를 재면서 지켜본 맨 처음 의사였어. 지금은 당연하게 여기지만, 수술한 다음 몸의 온도가 올라가면 뭔가 잘못된 첫 번째 징후라는 사실을 알아낸 의사도 빌로트였어. 이것이 입에서 입으로 전해져 방방곡곡의 병원에서 모두 빌로트를 따라했다고 그래.

빌로트는 오직 아픈 사람의 건강을 위해 수술하지 의사나 병원의 이익을 위해 함부로 수술하지 말라며 이렇게 말했어.

"너 자신이 환자일 때 할 수술만 하라!"

"참 멋있어요."

그럼~, 테오도르 빌로트는 아주 잘 생기고, 성격 좋고, 목소리는 매력 만점인 멋쟁이 의사였다구나.

스웨덴의 한 외과의사는 빌로트를 만나고 나서 이렇게 말했다네.

"빌로트는 오만함을 찾아볼 수 없는 태도와 믿음직한 말투를 지니고 있어. 더구나 초보 의사에게도 함부로 대하지 않고, 참으며 가르치는 성품은 빌로트의 천재성을 더욱 빛나게 해."

"아빠! 브람스는 언제 나와요?"

그렇구나. 이제 브람스가 나올 때 되었지.

테오도르 빌로트는 뛰어난 피아노 연주가이자 바이올린 연주가이기도 했대. 의사가 된 후에도 빌로트는 평생 음악을 취미로 삼았고 음악평론도 썼어.

빌로트가 빈 음악동호인협회의 회장을 맡고 있던 1863년 어느 날, 음악원의 지휘자로 부임해 여성 합창단까지도 지휘하고 있던 브람스를 처음 만났어.

빌로트는 브람스를 보자마자 깜짝 놀랐어.

'아니, 바로 내가 앞에 앉아 있잖아!'

빌로트는 꿈인가 생각되어 눈을 비벼 보았대. 빌로트는 브람스에게서 자신이 의사를 하느라 가지 못했던 음악가의 길을 걷는 또 하나의 빌로트를 보았어.

빌로트는 떨리는 목소리로 브람스에게 물었어.

"우리 모임의 지휘자가 되어 주시겠어요?"

빌로트와 브람스는 이때부터 친구가 되었어. 테오도르 빌로트는 한 음악가에 대한 평가에서 딱 한차례 부딪혔던 것 말고는 언제나 브람스 곁에 있었고, 브람스를 지켜주었어.

"아니, 누가 우리 브람스를 감히 건드리는 거야!!"

바그너를 비롯한 몇몇 음악가가 브람스의 음악이 고리타분하다며 공격했을 때도 그는 마치 자신이 공격당한 양 맨몸으로 막아 브람스를 구했어.

"바그너? 들어봤어요."

그럼～, 바그너도 이름난 음악가지. 우리 윤이, 아빠랑 같이 바이에른 왕국의 루트비히 2세가 만든 은둔의 성(城), 린더호프에 가보았잖아. 윤아, 루트비히 2세는 바그너를 너무 좋아해

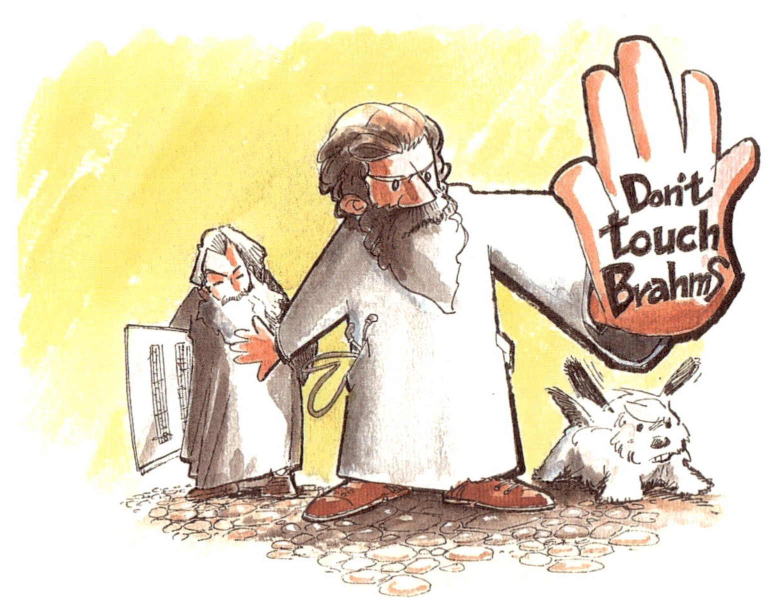

오페라 '탄호이저'를 공연할 '비너스의 동굴'을 지하에 만들었다고 얘기했지? 루트비히 2세는 음악을 지나치리만큼 사랑해 자리에서 쫓겨난 비운의 왕이야.

테오도르 빌로트는 의사로서 이름났을 뿐 아니라 그가 쓴 책은 유럽 의과대학의 교과서가 될 정도로 인기가 높았어. 병원이 잘 되기도 했지만 베스트셀러가 된 책 덕분에 빌로트는 부자가 되었지. 그래서 브람스에게 빌로트는 음악적으로나 재정적으로 가장 큰 후원자가 될 수 있었어.

평생 결혼하지 않았던 브람스는 빈 시내의 아주 작은 방을 빌려 혼자 어렵게 살고 있었어. 반면, 빌로트는 잘츠부르크 부근의 세인트 길겐이란 휴양도시에 너무나 아름다운 별장을 가지고 있었단다.

하루는 브람스가 빌로트에게 농담처럼 말했어.

"베토벤처럼 숲을 산책하면 좋겠어요. 슈베르트도 산책하고 나면 좋은 곡이 떠올랐다는데……."

브람스의 말이 끝나기도 전에 빌로트는 말했지.

"제 여름별장에서 작곡해 보지 않겠어요?"

그는 브람스에게 여름이 올 때마다 별장에서 쉬면서 작곡하기를 권했어. 브람스는 마치 에덴동산과 같이 우아한 별장에서 베토벤이나 슈베르트처럼 산책하며 많은 곡을 작곡했지.

게다가 그는 스무 해가 넘는 오랜 시간 동안 브람스와 함께 셀 수 없을 만큼 자주 음악여행을 떠났는데, 브람스는 자신의 첫 현악사중주를 자신을 도와준 빌로트에게 바쳐서 고마움을 표시했어.

브람스는 새로운 곡이 나올 때마다 빌로트에게 먼저 보여 평가를 받았고, 연주회를 열기 전에도 빌로트와 같이 연습하며 맘에 들지 않으면 그 자리에서 곡을 고쳤어.

외과의사인 빌로트는 자신이 알고 있는 의학지식을 이용해 노래를 잘 부르지 못하는 음치를 분석하고 연구했어. 그 누구도 상상할 수 없었던 발상으로 처음 의학의 방법을 이용해 음악을 분석한 것이지. 그는 음치를 음감이 없는 음치, 박자를 모르는 음치, 조화가 안 되는 음치, 세 가지로 구분했어.

간혹 사람들이 빌로트에게 의사가 음악을 한다며 의아스러워 하면 이렇게 말했다나.

"과학인 의학이 음악과 상반된다고 생각하는 것은 겉만 훑는 생각이야. 무엇인가 상상하는 것은 과학뿐만 아니라 음악에게도 어머니지."

또한 빌로트는 전쟁에서 많은 사람들이 제대로 치료받지 못해 죽는 것을 목격하곤 프랑스와 프로이센 전쟁 때는 오스트리아 의사인데도 불구하고 군의관으로 자원했어. 전쟁터에서 빌

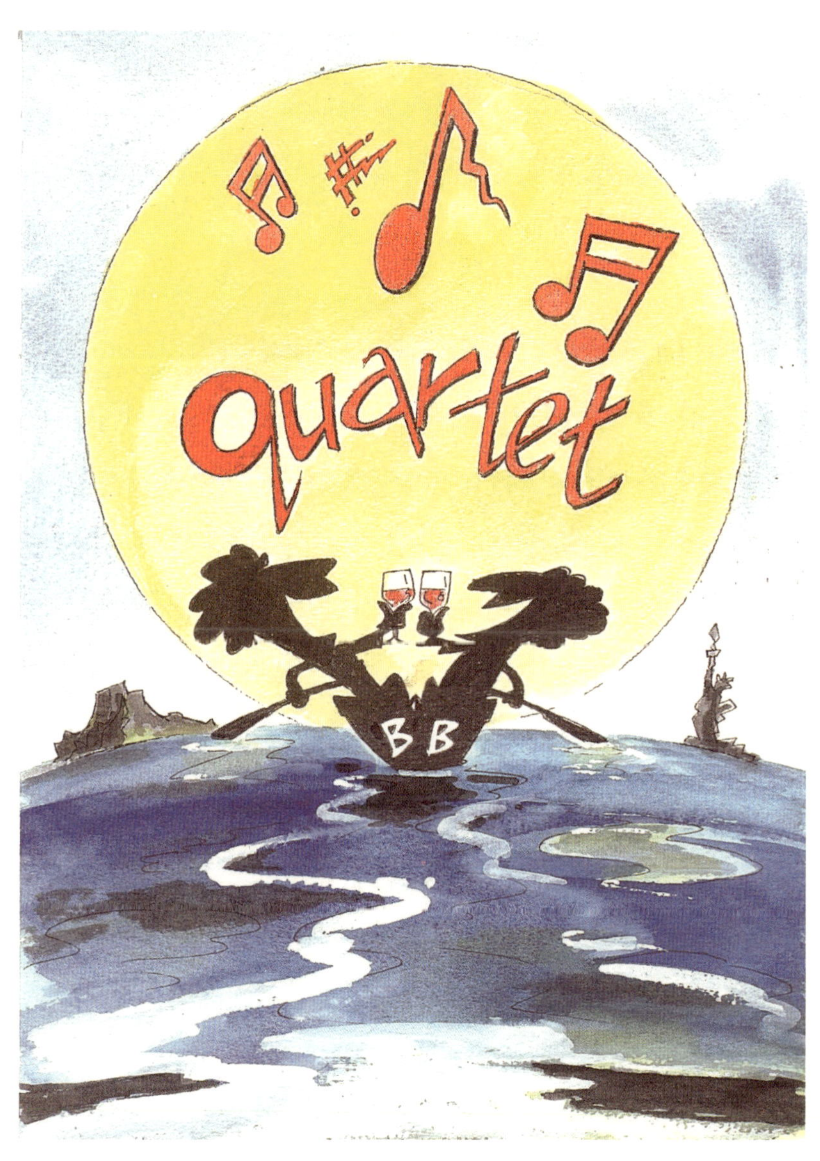

quartet
BB

로트는 다친 병사를 병원으로 옮기는 체계가 잘못되어 안타깝게 죽어나가는 것을 알고 놀랐어. 그래서 특유의 감동적인 연설로 후송체계를 개선할 예산을 늘리는데 힘쓰기도 했어.

아빠는 우리 윤이랑 브람스가 산책하던 세인트 길겐의 빌로트 별장에 가고 싶어.

"아빠, 다른 사람의 별장에 갈 수 있어요?"

음~, 갈 수 있어. 빌로트의 별장은 지금 호텔로 바뀌어 있지. 브람스가 머물던 방에는 음악가 브람스와 함께 테오도르 빌로트의 초상화가 젊은 시절의 모습으로 나란히 내려다보고 있어. 이층의 테라스에 앉으면 낮에는 햇빛이, 밤에는 별빛이 쏟아져 내린다고 해. 아래쪽에는 빌로트와 브람스가 좋아했던 정원이 펼쳐지고, 그 너머로 비취처럼 맑디맑은 빛깔의 커다란 호수가 있어.

"우와! 좋겠다."

그렇지. 윤아, 아빠랑 언제 갈래?

9 찬란하게 빛나는 아름다운 이름

"아빠, 케밥 먹으면 좋겠어요."

웬~ 케밥? 케밥은 터키 말로 구이라는 뜻인데……. 고기를 구워먹는 것을 모두 케밥이라고 그래. 케밥을 굽는 고기구이집을 '케밥치'라고 하고…….

"빵에 고기를 넣어주는 케밥 말이에요."

응, 알았어. 윤이가 말하는 케밥은 도네르 케밥이라고 불러. 그러니까 터키에 가서는 그냥 케밥을 달라고 하면 무슨 말인지 잘 몰라.

"도네르 케밥 주세요."

이렇게 말해야 하는 거야. 그럼 오늘은 케밥의 나라 터키로 가볼까?

때는 그러니까 1차 세계대전 무렵으로 거슬러 올라가. 우리가 돌궐이라고 부르는 투르크 민족은 오스만이라는 나라를 만들어 번성하고 있었어. 오스만 제국은 그리스, 동유럽, 모로코, 이집트까지 아우르는 엄청나게 큰 나라였지. 그러나 힘이 약해지자 그리스와 이집트 등이 독립했고, 나머지 동유럽에서도 여기저기서 독립하겠다고 아우성이었어. 그러다 세계대전까지

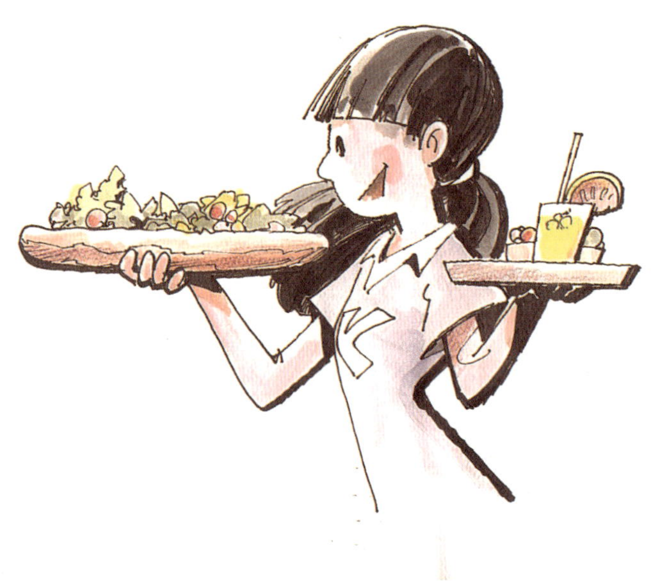

일어나자 더욱 궁지에 몰려 투르크 민족이 지구에서 사라질지도 모르는 위기를 맞게 돼.

이때 무스타파라는 장군이 등장해 지금 터키 땅까지 쳐들어온 그리스 군대와 싸워 몰아냈는데, 그는 황제가 다스리는 나라를 없애고 대통령이 다스리는 나라를 만들고자 했어. 1922년 무스타파가 마지막 황제인 술탄을 폐위하자 왕정을 주장하는 이슬람 세력이 들고 일어나 터키는 한동안 전쟁으로 온통 쑥대밭이 돼. 결국 승리한 무스타파는 황세자를 비롯한 가족을 모두 나라 밖으로 추방하고 공화정을 밀어붙였어.

술탄이 통치하던 나라를 없애면서 무스타파가 가장 처음 했던 게 무엇이냐 하면 성(姓)을 만드는 일이었어.

"성이 없었다구요?"

그때까지 터키에는 성이 없었어. 아주 드물게 다른 종교를 믿는 사람이나 유태인만이 성을 가지고 있었지.

"그럼 어떻게 불렀어요?"

먼 옛날에는 모든 나라에서 몇 사람 말고는 성이 없었지. 예를 들어, 위대한 과학자이자 화가인 '레오나르도 다빈치'도 '빈치라는 마을에서 온 레오나르도' 라는 뜻이지. '잔 다르크'도 마찬가지야. 터키에서도 역시 동네를 부르든지, 직업을 이름 뒤에 붙이든지, 아니면 '큰' 또는 '작은' 같은 형용사를 붙여 사람을 구분했대. 무스타파도 성이 없는 것이 불편해 학교 다닐 때 선생님이 붙여준 별명인 '케말'을 성처럼 말하고 다녔대.

"아빠, 케말이 무슨 뜻이에요?"

우리 윤이가 궁금한 게 많구나. 무스타파는 아버지가 세무서 말단직원이라 가난했지만 어릴 적부터 공부를 참 잘했다는구나. 여러 과목 가운데서도 수학은 빠짐없이 만점을 맞아 선생님이 '완벽'하다는 뜻으로 무스타파를 볼 때마다 케말이라고 불렀대요.

하여튼 무스타파는 1924년 첫 대통령이 되면서 다른 나라처럼 성을 만들어야겠다고 생각했어. 그래서 국회를 열어 처음으로 자신에게 '투르크의 아버지'라는 뜻의 '아타투르크'라는 성을 붙이는 것을 시작으로 모든 터키 사람들이 성을 가지게 돼.

그런데 말이야. 다음이 문제였어. 우리나라도 마찬가지지만 좋은 말은 몇 개 없잖아. 그러다 보니 서로 좋은 성을 가지려고 난리였어. 특히 '아주 널리 찬란하게 빛나다' 또는 '아름답다'는 뜻의 베체트는 터키 사람들이 선호하는 말이다 보니 너도나도 자기 집안의 성으로 가지려고 싸웠어.

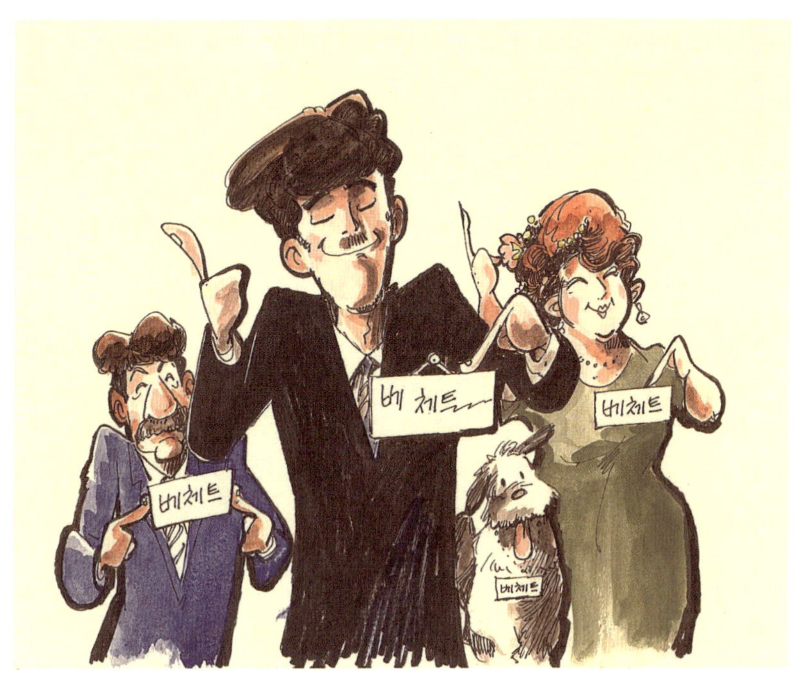

음~, 베체트가 터키에서 얼마나 좋은 말이냐 하면 말이야.
지금도 베체트는 성뿐만 아니라 이름으로도 흔히 쓴단다.

무스타파는 친한 친구인 베체트의 아버지를 위해 직접 신청
하는 서류에 '베체트'라고 꾹꾹 눌러 써 다른 사람이 사용하지
못하게 만들었어. 그래서 드디어 오늘 이야기의 주인공 후루시
도 이름 뒤에 베체트라는 성이 붙게 되지.

의사 베체트는 1889년 이스탄불에서 태어났어. 아버지는 알
려진 사업가로 교육사업까지 했던 지식인이었는데, 예쁜 사촌

동생과 결혼해 베체트를 낳았어. 그때까지도 유럽과 달리 터키는 가까운 친척끼리 결혼하는 것이 일반적이었다네.

그러나 참~, 안타깝게도 베체트가 아주 어릴 때 어머니가 죽었지 뭐야. 어머니 대신 할머니의 손에 자란 베체트는 레바논의 베이루트에 있는 프랑스 초등학교에 다녔어. 그때부터 프랑스 말, 라틴 말, 독일 말 등, 다른 나라 말을 자유롭게 말해 많은 사람들이 '신동이 나왔다!'며 놀라곤 했다네.

"아빠는 몇 나라 말을 하세요?"

아빠는 베체트만큼 재주는 없지만 몇 나라 말 정도는 하지 않을까? 첫째는 알겠지만 우리나라 말. 둘째는 고등학교 때 배운 프랑스 말. 셋째는 대학교 때 독일 말을 배웠고, 넷째는 대학원에서 외국어시험을 보기 위해 중국 말을 공부했지. 또 영어도 있잖아? 한때는 아빠도 잘했다구~.

"아빠, 또 없어요?"

음~~, 마지막은 뭘까? 바로 거짓말! 하하~~.

"아빠는 뻥쟁이!!"

열여섯 살이 되자 베체트는 의학 공부를 시작하여 의사가 된 후 세계대전이 일어나자 참혹한 전쟁터에서 사람들을 살려내려고 스스로 군의관을 지원해. 그런데 그는 전쟁터에서 다친 상처 말고도 피부병과 성병을 앓고 있는 병사들이 많다는 사실에 놀랐어. 그래서 매독이라는 성병에 관심을 갖고 그때부터 다른 의사들이 별로 관심을 두지 않던 피부과를 공부하게 돼.

베체트는 전쟁이 끝나자 터키보다 의학이 발전한 나라에 가서 수준 높은 공부를 해야겠다고 마음먹었어. 그래서 헝가리와 독일에서 좀 더 연구한 다음 우리나라에서 3·1운동이 일어나던 해인 1919년에 터키로 돌아오게 돼. 무스타파가 터키공화국을 세우던 해에 오늘날의 이스탄불 의과대학으로 병원을 옮겨서 터키 사람 최초로 교수가 되었어.

베체트가 얼마나 열심히 공부했냐하면 말이다. 병원에 들어서면 그를 모르는 사람도 금방 누가 베체트인지 알 수 있을 정도였다고 해.

"아빠, 어떻게 알 수 있어요?"

베체트는 걸어갈 때도 항상 팔에 책을 끼고 다니며 궁금하면 어디서든지 찾아보곤 했어. 그런 습관이 있다 보니 사람들은 베체트가 누구냐고 물어보면 이렇게 말했대.

"저기 겨드랑이에 책을 끼고 걷는 분 있죠. 그분이 베체트 교수예요."

베체트는 병원 일을 마치면 바로 집으로 들어가 밥도 거르며 밤늦도록 공부하느라 바빴어. 사람들이 저녁에 만나자고 하면 베체트는 이렇게 말했어.

"미안합니다. 공부할 시간이 모자라서요. 저녁에 밥 먹을 시간조차도 없답니다."

그렇다 보니 친구가 있겠어? 베체트의 유일한 취미는 책을 읽고 공부하는 것뿐이었어.

사실 그런 습관이 이롭기도 했었어. 그는 밤낮 공부만 한 덕분에 어지러운 시기에도 시비에 말려들지 않고 편하게 지냈어. 어느 나라에서나 마찬가지지만 그렇게 나라가 어수선한 시기엔 괜한 말실수로 어려움을 당하거나 잘못되는 사람이 많기 마련이거든…….

그때 터키가 얼마나 혼란스러웠냐 하면 말이다. 무스타파는 모음이 많은 터키 말을 표현하기 어렵다며 아랍문자를 버리고 과감하게 알파벳으로 바꾸었어. 지금 그리스 땅인 데살로니카에서 태어나 어릴 때부터 알파벳을 알고 지낸 무스타파에게는 아랍문자를 버리는 것이 대수롭지 않았어. 그렇지만 이에 반대하는 사람들과의 갈등은 펄펄 끓는 도가니 속 같았어. 하긴 아 랍문자가 어려워 터키 국민 다섯 가운데 한 사람도 채 알지 못했다고 하니 그럴 필요도 있었겠지. 게다가 당시만해도 여성에게 정치에 참여하게 권리를 주는 나라가 거의 없었거든. 여자들에게까지 선거할 수 있게 하자 종교인들의 반발은 너무 거셌어.

"여자는 투표도 못 했어요?"

그럼, 우리 윤이 좋은 때에 태어났지? 터키를 개혁하는 과정에서 무스타파가 잘못한 것도 적지 않아. 그렇지만 그 덕분에 이슬람 국가 중에 드물게 여자들이 반드시 얼굴을 가리지 않아도 되고 남자들처럼 선거에서 투표할 수 있는 나라가 되었지.

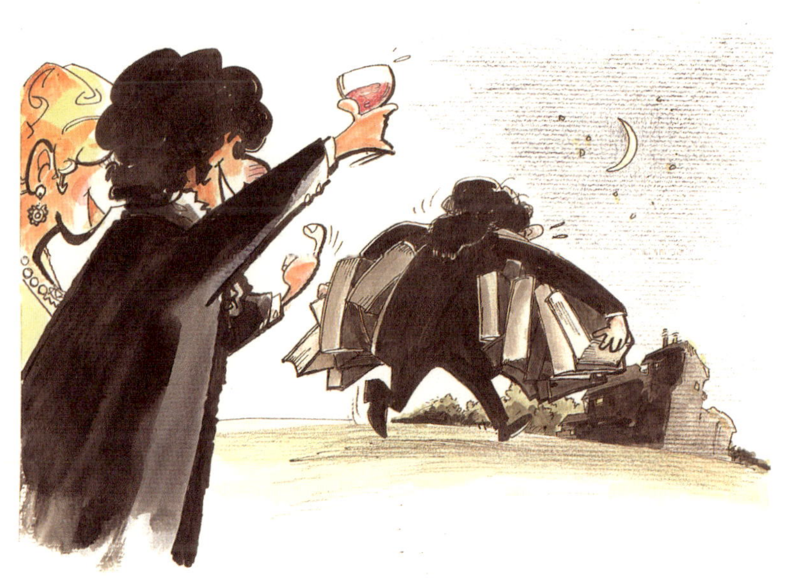

그런데 말이야. 베체트가 늘 공부만 하고 있으니 함께 사는 베체트의 가족은 얼마나 따분했겠어.

"더 이상 공부만 하는 당신이랑 재미없어 못 살겠어요."

그래서 늘그막에 부인이 못 참겠다며 도망가서 헤어지는 아픔을 겪게 돼.

아빠처럼 엄마랑 윤이랑 놀아주는 의사도 많지 않단 말이야. 하하~~.

베체트는 다른 의사들과 병에 대해 토론하길 좋아하였는데 직선적인 성격이라 시비를 거는 걸로 오해해 싸움이 일기도 했어. 베체트는 터키에서 공부하는 것만으로는 만족하지 못해 자주 외국으로 가거나 새로운 논문을 번역하고 또 자신의 논문을 쓰는 일에 몰두했어. 그래서 무려 이백 편 가까운 많은 논문을 남겼어.

베체트는 진료할 때면 성실히 아픈 사람의 말을 들어주고, 상처를 치료하고 주사까지 직접 놓았어. 너무 바쁠 때면 먼저 미안하다고 말하고 나서, 가장 능숙한 제자에게 치료를 맡겨 아픈 사람들을 안심시켰어.

"감사합니다. 베체트 교수님이 최고예요!"

그에게 치료받았던 사람들은 누구나 감동해 칭찬뿐이었지. 그러나 함께 일하는 의사나 간호사들은 그가 엄격한데다가 진료하는 시간이 길다 보니 일에 치여 죽을 맛이었다고 해. 베체트는 과학적인 추리로 병을 미리 알아내는 능력을 발휘해 드디어 의학사에 길이 남을 베체트 병을 발견하게 되지.

이제 베체트 병에 대해 말해줄까? 그가 베체트 병에 관심을 가지게 된 것은 1924년 무렵이었어. 앞이 보이지 않는 사람이 베체트를 찾아왔는데, 오랫동안 터키와 오스트리아 의사들에게 치료받았었다는 거야. 그때마다 의사들이 각각 다른 병의 이름을 붙이는 바람에 병 이름이 종이 한 장을 넘길 정도로 많았대요.

"선생님, 무슨 병인지라도 알고서 죽고 싶어요."

그는 이 말을 듣고 눈 먼 여인이 불쌍해 병을 제대로 알아내고자 노력했어. 베체트도 처음에는 바이러스가 원인일 거라고 생각했고, 한 가지 병인지 여러 가지 병이 합쳐진 것인지 헷갈렸어.

그 무렵 베체트뿐만 아니라 독일과 터키의 여러 의사들이 비슷한 병의 원인이 무엇인지 알아내고자 연구했대. 베체트는 눈, 입안, 사타구니 등에 덩달아 생긴 염증의 정체가 무엇인지 궁금해 결핵, 곰팡이, 기생충, 매독 같은 많은 병을 모두 조사했고, 마침 터키에 와 있던 독일 병리학자에게 부탁해 살점을 떼어내 검사도 했지만 그래도 아무런 원인이 발견되지 않았어.

"아빠! 어떻게 베체트가 알아냈어요?"

이유가 뭘까? 아빠 생각엔 다른 의사들은 낮에만 일했지만 베체트는 밤에도 연구했잖아.

베체트가 주의 깊게 관찰해 결국 이 모든 증상이 한 가지 병이라는 사실을 밝혀내 발표했어. 처음에는 베체트 병을 따로 된 질병으로 나누는데 반대하는 의사도 많았지만 1947년 취리히에서 드디어 독립된 병으로 인정받았어.

그는 1939년 특별교수가 되어 최고의 위치에 올랐지만 터키에서 그를 인정해주는 사람은 많지 않아 경제적으로 어렵게 살았대.

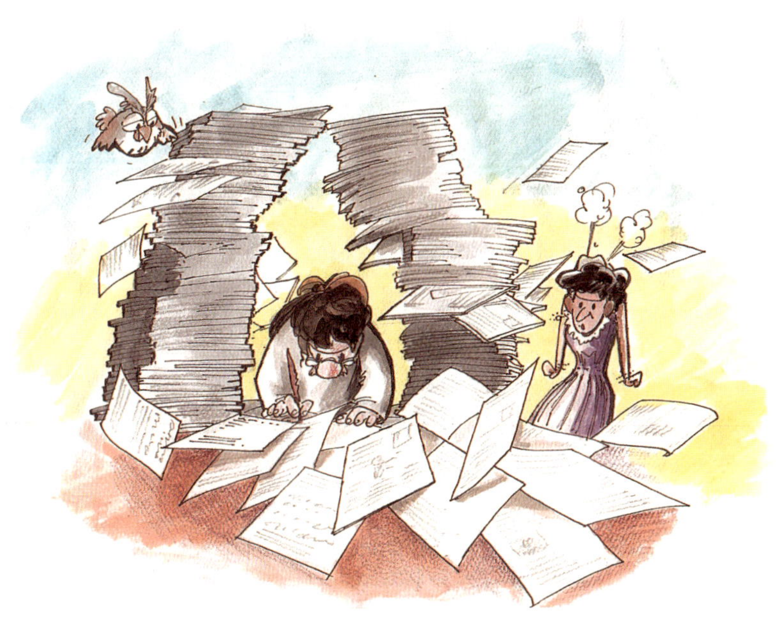

 의학의 달인이랑 식사하실래요?

“베체트는 세계적인 의사였지만 터키에서는 베체트를 너무 몰라주었어.”

한 의사는 베체트의 가치를 모르는 게 답답하다며 터키 사람들에게 이렇게 말했대.

“아빠, 우리나라에도 베체트 병이 많아요?”

그럼, 꽤 있어. 우리나라는 어느 나라보다 먼저 터키 의사들과 더불어 베체트 병에 대한 학술대회를 번갈아 연 나라야. 그만큼 베체트 병에 관심이 많다는 이야기지.

베체트 병이란 지금은 자신의 조직을 다른 사람으로 착각해 공격해 일어나는 병으로 생각해. 이를 자가면역질환이라고 하는데 좀 어려운 말이지?

“터키 음식으로 뭐가 있어요?”

케밥이 나왔는데, 케밥 말고는……, 아 지금 윤이가 먹는 요구르트 말이야. 요구르트 하면 불가리아가 먼저 떠오르지만, 요구르트를 처음 만들었고 또 많이 먹는 나라가 바로 터키야. 다음에 입만 열면 요구르트가 좋다고 이야기했던 메치니코프가 나와.

10 오래 살게 해 주마

"엄마, 아빠는 요구르트를 이상하게 드세요."

왜? 아빠는 요구르트에 말린 크랜베리랑 블루베리를 넣어 드시는데…….

엄마가 아빠를 알아주네. 크랜베리는 미국 식품의약국에서도 좋다고 인정한 건강식품이야. 또 블루베리는 눈에 얼마나 좋다구? 게다가 요구르트는 메치니코프가 '케피르(Kepir)'라고 부르며 오래 살게 만드는 식품이라고 했잖아.

"어? 그럼 요구르트는 무슨 뜻이에요?"

엄마가 이야기해 줄게. 요구르트는 '시큼한 맛의 우유'라는 뜻의 터키 말이야. 터키 사람들은 천여 년 전부터 양젖을 발효시켜 먹었다고 그래. 오스만 제국 때 수많은 전쟁을 하다보니 요구르트가 주변의 나라에까지 전해진 거야.

그래, 오늘은 엄마가 요구르트를 먹으면 오래 살 수 있다고 했던 메치니코프에 대해 이야기해 줄게.

음~. 메치니코프는 러시아 황실근위대 장교인 아버지가 친구의 여동생과 결혼해 태어났어. 두 사람은 상류사회에서 살아

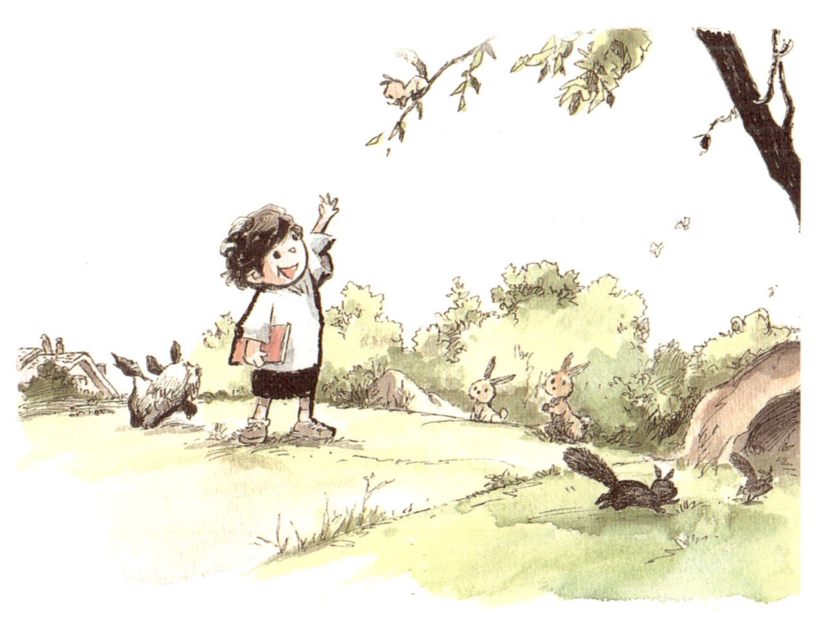

보려고 노력했고, 또 아들인 메치니코프를 부러울 것 없이 자라게 하려고 애썼어. 그런데 말이야. 여느 나라와 마찬가지로 러시아에서도 상류사회에서 버티려면 상당한 경제력이 있어야 했어. 돈이 바닥 난 메치니코프의 가족은 할 수 없이 도시에서 밀려나 갖가지 동물들이 뛰노는 시골로 내려왔지.

시골에서 메치니코프는 호기심이 많고 똑똑하기로 소문이 자자했어.

"우리 동네에 신동이 있다네. 똑똑하기로 소문난 메치니코프야."

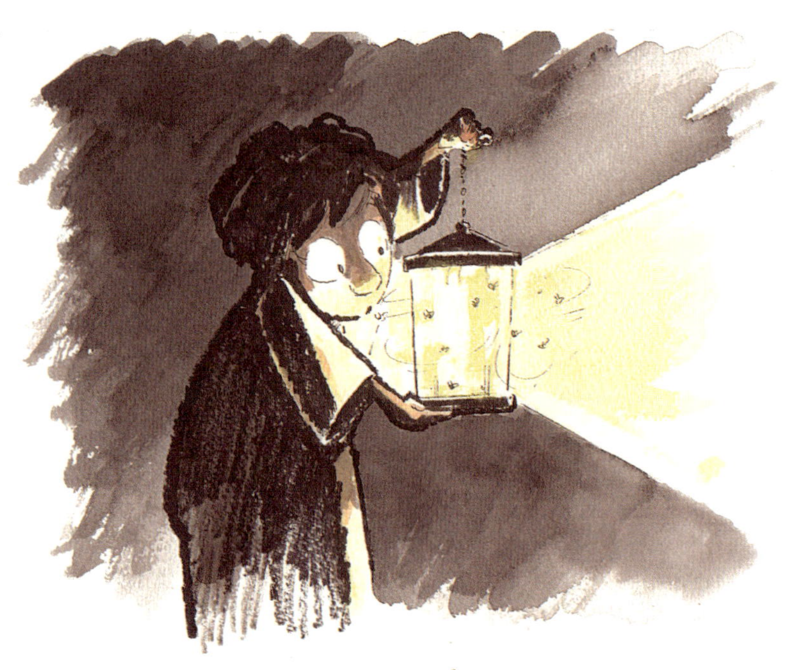

동네 사람들은 모이기만 하면 모두 메치니코프를 칭찬하고 다녔지. 메치니코프는 남동생들과 또래들을 모아 자신이 아는 신기한 것을 가르치곤 했는데, 그래서 어릴 때 별명이 '애 선생'이었다나.

그러나 메치니코프는 어릴 때부터 지나칠 정도로 성격이 예민하고 조급해 사람들을 당황하게 만들었대. 짓궂은 날씨처럼 곧잘 흐렸다 갰다 하는 아이의 성격에 실망한 어머니는 고민하다 의사로 만들기를 포기하게 돼.

대학에 다닐 때는 어떻게 했는지 알아? 공산주의에 심취하여 '하느님은 없다'며 질리도록 주장하는 그에게 친구들은 아예 '하느님은 없다'라는 별명을 붙여주었어.

그는 건방진 말투 때문에 늘 외톨이였어.

"난 똑똑해. 너희랑 수준이 달라. 얼마나 다른지 보여줄까?"

이 말을 듣고 성내지 않는 사람이 어디 있겠니?

"그런 사람은 우리나라에서도 왕따 당해요."

그렇지. 메치니코프는 뭘 하나 알았다 싶으면 바로 논문을 써 잡지사로 붙이곤 했어. 그러고 나선 다음날엔 편집장에게 다시 편지를 썼어.

"다시 보니 실수가 있어요. 이번 잡지에 싣지 마세요."

편지를 받은 잡지사는 얼마나 황당했겠어? 화난 잡지사에서 싣지 못하겠다는 답장을 보내자 실망하여 자살하려고도 했지.

또 더 이상 배울게 없다며 교수의 강의를 듣지 않았어. 그런데 메치니코프는 시험 치는 날이면 벼락치기로 공부해 언제나 일등을 하는 거야. 그땐 성적이 뛰어나면 금메달을 주었는데 메치니코프의 방에는 금메달이 수북히 걸려있었어.

"이봐. 맞잖아. 나는 재주가 남다르다구……."

그는 단 두 해만에 졸업해 독일로 떠났는데, 그곳에서는 어머니가 유태인이라는 이유로 푸대접을 받아 매우 고생했어. 결국 메치니코프는 이탈리아로 옮겨가 박사학위를 받았어. 하여튼 메치니코프의 머리가 얼마나 좋았던지 스물 둘을 갓 넘겼을 때 박사를 땄고, 세 해 뒤엔 대학교수가 되지.

"정말 천재인가 봐요."

엄마도 메치니코프처럼 좋은 머리로 다시 태어나고 싶어.

어느 날 그는 긴 갈색 머리에 살갗이 뽀얀 여인을 만났는데……, 그리고 보니 아빠가 좋아하는 스타일인 걸? 호호~~. 그녀는 두통에다 신경쇠약에 시달린 그를 성심껏 돌봐주었어. 메치니코프는 급한 성격대로 망설이지 않고 말했어.

"결혼해주지 않겠소?"

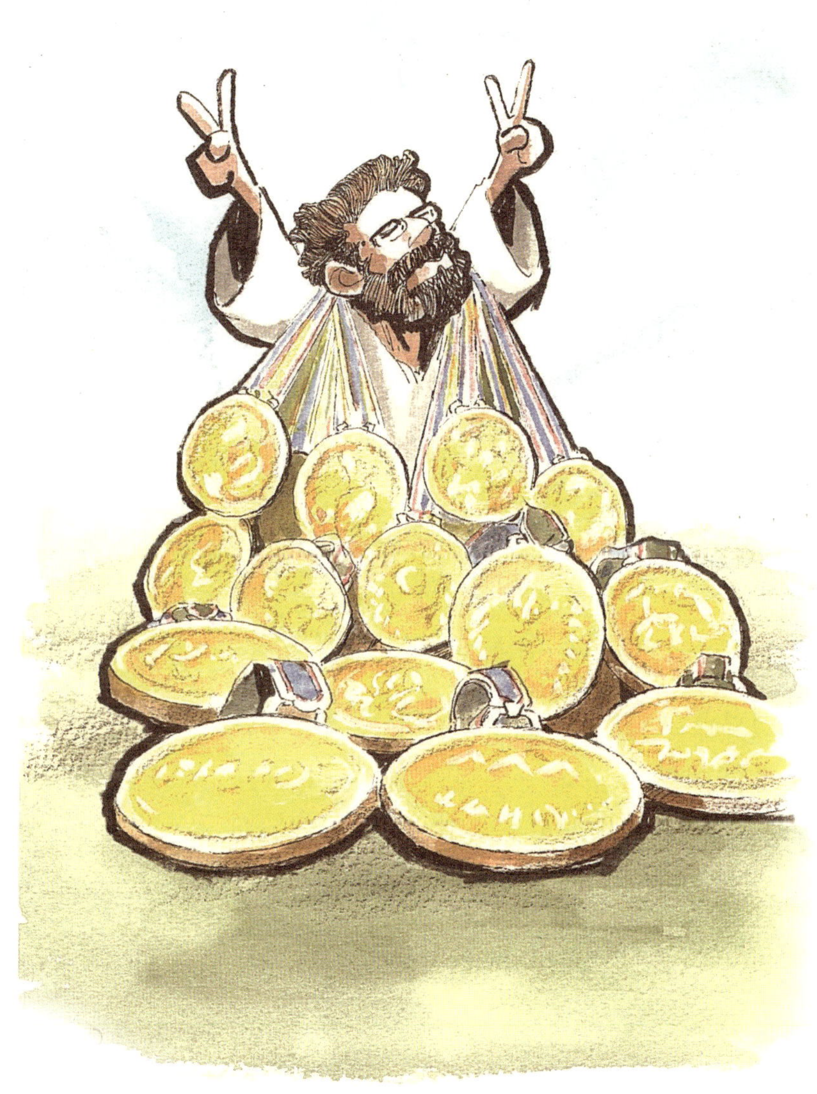

그런데 말이야. 약혼녀가 시름시름 앓더니만 점점 창백해지는 거야. 결혼식 날짜를 잡았을 때는 그녀는 제대로 걷지도 못할 상태였어. 고집이 센 메치니코프는 포기하지 않고 그녀를 업고 들어가 결혼식을 올렸어. 마치 영화의 한 장면 같지?

메치니코프는 아픈 아내를 살리기 위해 노력했지만 안타깝게도 첫 번째 아내는 다섯 해 만에 죽고 말았어.

"엄마, 첫 번째라뇨?"

메치니코프는 모두 세 차례 결혼해. 아빠가 부러워 할 것 같은데~. 아네요? 호호~~.

"아, 나는 왜 이렇게 불행해야 하는가!"

메치니코프는 더 이상 이 세상에 살 이유가 없다며 알약을 한꺼번에 한 움큼이나 먹고 죽기로 결심했어. 그런데 말이야. 너무나 엄청난 양의 약을 먹었기 때문에 자신도 모르는 사이에 토해버렸어. 메치니코프가 눈을 뜨고 보니, 아니 살아있잖아!

"몹쓸 병으로 죽든지, 살고자 하는 본능을 깨워야겠어."

메치니코프는 어려운 말을 중얼거리며 뜨거운 욕조에 몸을 담갔어. 목욕한 다음엔 외투를 입고 밖을 나갔는데, 호롱불 주위로 날아드는 하루살이 무리를 보았어.

"자연선택이 저런 곤충에도 적용될까?"

그러더니 갑자기 진화론을 증명하고 난 후에 자살하겠다며 다시 살기로 마음먹었어.

메치니코프가 우울하게 지낸 것은 잠시뿐이었어. 얼마 지나지 않아 올가라는 예쁜 처녀를 만나 결혼했어. 러시아에서도 이름난 부잣집 딸인 올가는 과학의 원리와 실험하는 법을 배우기를 좋아해 메치니코프에게 딱 알맞는 신부였어.

그 무렵 유럽에는 공산주의가 성난 파도처럼 밀려들었어. 하느님은 없다고 주장하던 메치니코프는 공산주의자로 몰려 대학에서 쫓겨나게 되었어. 게다가 두 번째 아내가 장티푸스에 걸려 죽을 지경에 이르렀어.

다시 사는 게 싫어진 메치니코프는 자살하려고 했어.

"그래, 어차피 죽을 바에야 의학의 발전에 도움을 주고 떠나자. 재귀열이란 병이 피를 통해 전염이 되는지 내가 확인해 주지."

그런데 말이야. 일부러 자신을 재귀열에 걸리게 만들어 죽음 바로 전까지 갔으나 죽을 때가 아니었던가봐. 신기하게도 메치니코프는 다시 살아났어.

메치니코프는 회복되자 아내의 여동생들을 데리고 러시아를 떠나 이탈리아로 갔어. 그는 해협 가까운 곳에 방갈로 양식의 집을 짓고 응접실의 한쪽을 막아 바다를 내려다보며 자신이 하고 싶은 연구를 했어.

"원숭이가 재주부리는 서커스 보러가지 않을래요?"

하루는 메치니코프의 가족들이 나들이 간다며 말했어.

"오늘따라 몸이 찌뿌듯해요. 집에 남을 게요."

혼자 할 게 뭐 있겠어? 메치니코프는 현미경으로 불가사리 유생을 관찰하였지.

"엄마, 유생이 뭐예요?"

음~. 좀 어려운 말이네. 아빠에게 물어볼까?

아빠가 말해 줄게. 어릴 때 새끼를 유생이라고 그래. 불가사리 유생을 비피나리아(bipinnaria)라고 하는데 아주 작아 0.3밀리미터 정도야. 속이 비칠 정도로 투명해 현미경으로 보면 뭘 먹었는지, 어떻게 되었는지 모조리 알 수 있지. 이제, 엄마 이야기를 계속 들을까?

메치니코프는 현미경을 보다 붉은색 염료가 감쪽같이 사라진 것을 발견했어.

"어? 갑자기 사라졌네. 이것이 살아있는 생명들이 방어하는 기능이 아닐까?"

그는 흥분하여 방안을 돌아다니다 바닷가로 나왔어.

"손가락이 가시에 찔리면 비슷한 현상이 일어나지 않을까?"

그는 잠을 설친 후 다음 날 아내가 크리스마스에 쓰려고 준비했던 장미꽃 가지에서 가시를 잘라내 불가사리 유생을 찔러 보았어. 손가락에 가시가 박히면 고름이 생기듯이 곧 가시의 둘레를 에워싸 공격하는 것이 현미경으로 보였어.

메치니코프는 우연히 만난 비르효에게 이 사실을 말했어. 비르효는 메치니코프의 생각이 참신했지만 이렇게 말했대.

"고름덩어리가 국경을 지키는 경비를 맡을 거라고는 생각지 않아요."

비르효가 누군 줄 알지?

"예, 1권에 나온 소시지로 결투한 의사 말이죠?"

그럼~, 그 유명한 비르효 말이다. 이 발견으로 메치니코프는 유명해져 다시 고향으로 돌아오게 돼. 동네사람들은 메치니코프를 위해 돈을 모아 연구소를 지어주며 반겼지.

"메치니코프가 모든 전염병을 없애줄 거야!"

그러나 그의 조급한 성격이 탈이었어. 제대로 시험하지 않고 나누어 준 탄저병 예방 주사를 맞은 가축이 수없이 죽는 엄청난 사건이 터졌던 것이야.

"의사도 아닌 메치니코프가 어떻게 병을 예방하겠어?"

메치니코프는 다시 도망치듯 러시아를 떠나야 했어.

그는 할 수 없이 파스퇴르를 찾아갔어. 그러나 독일에서는 핏속에서 면역이 만들어진다며 세균을 잡아먹는 식균작용을 주장하는 메치니코프를 거짓말쟁이라고 놀려댔어. 그는 마음이 상해 몇 개월 동안 잠을 못 이루고 여러 번 자살하려고 했어.

"그럼 누구 말이 옳은 거예요?"

아빠에게 물어 보자. 아빠, 누구 말이 옳은 거예요?

둘 다 옳은 말이지. 면역이 한 가지로만 이뤄질 수 있겠어? 내 참~, 그렇게 쉬우면 누구나 의사 하겠다.

파스퇴르연구소에서 보낸 메치니코프의 마지막은 행복했어. 연구소의 소장이 되었고, 예순이 넘어 마지막으로 결혼한 세 번째 부인은 엄청난 유산을 물려받아 메치니코프에게 마음대로 연구할 비용이 마련되었어. 그 덕분에 1908년에는 노벨상까지 받게 돼.

"생명을 무한정으로 연장할 수 있는 방법을 찾아내야겠어."

메치니코프는 사람이 왜 늙고 죽어야 하는지 궁금했어. 그는

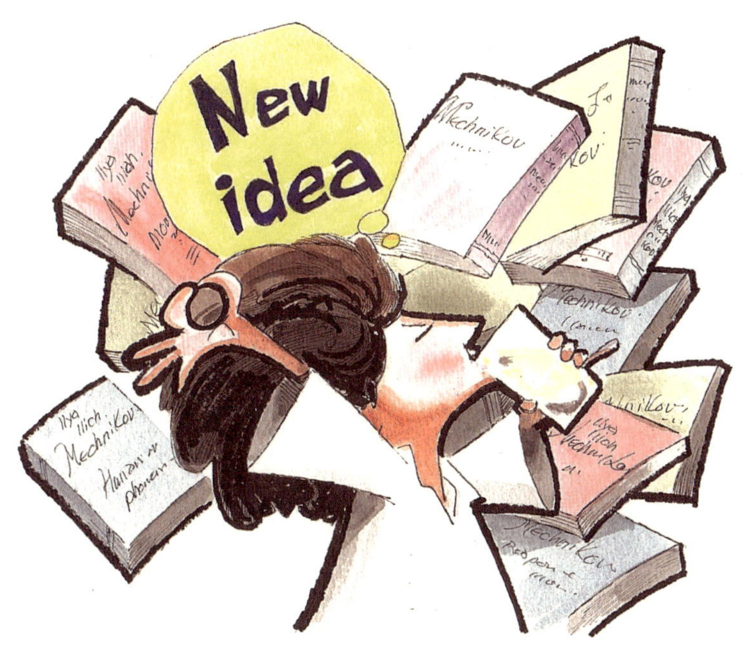

핏줄이 딱딱해지는 것이 늙게 만드는 원인이라며 유산균이 해로운 세균을 없애 핏줄이 딱딱해지는 것을 막아줄 거라고 주장했어. 당시는 세균이 해롭다며 웬만하면 세균을 죽이기 위해 끓여먹었어. 그렇지만 메치니코프는 자신의 생각대로 술과 담배를 끊고 매일 살아있는 유산균을 마시며 일흔 살 넘게 살았다는구나.

사람들은 흔히 메치니코프가 실력보다 운이 좋았다고 그래. 침착하게 연구하는 사람은 아니었는데도 아이디어가 여러 차례 적중해 노벨상까지 받았기 때문이지.

"그래서 메치니코프가 유명하구나~."

그럼, 엄마가 메치니코프가 더욱 유명하게 된 진짜 이유를 말해줄까?

"예~~"

메치니코프는 어릴 때부터 책을 좋아해 엄청나게 많은 책을 읽었다는구나. 그 덕분인지 글재주가 뛰어나 메치니코프가 쓴 논문은 마치 베스트셀러 소설처럼 재미있었다고 그래. 우리 윤이도 책을 많이 읽어야겠지?

또 그는 자신의 이름에 권리를 주장하지 않았어. 그래서 어느 회사에서도 메치니코프란 이름을 쓸 수 있어 짧은 시간에 그의 이름이 널리 퍼졌어. 우리나라에도 메치니코프란 이름의 요구르트가 있잖아?

요즘 세계적으로 이름난 우리나라 사람 가운데 초상권을 주장하지 않는 가수가 있지. 뢴트겐이나 마리 퀴리처럼 특허를 내지 않는 것도 바람직하지 않지만, 너무 권리를 주장하면 유명해지는데 좋지 않아요. 알겠지~.

11 지구는 엄청 큰 자석이다

"야! 맛있는 빵이다!!"

엄마가 윤이 좋아하는 머핀을 구웠네. 머핀이란 빵이 참 재미있게 생겼지?

"아녜요. 맛있게 생겼어요."

그래? 머핀이 만들어진지는 한 사백 년밖에 안 되었어. 영국에 홍차가 전해졌을 무렵부터 아침에 홍차랑 먹으려고 빨리 만들어먹던 빵이라고 하니까.

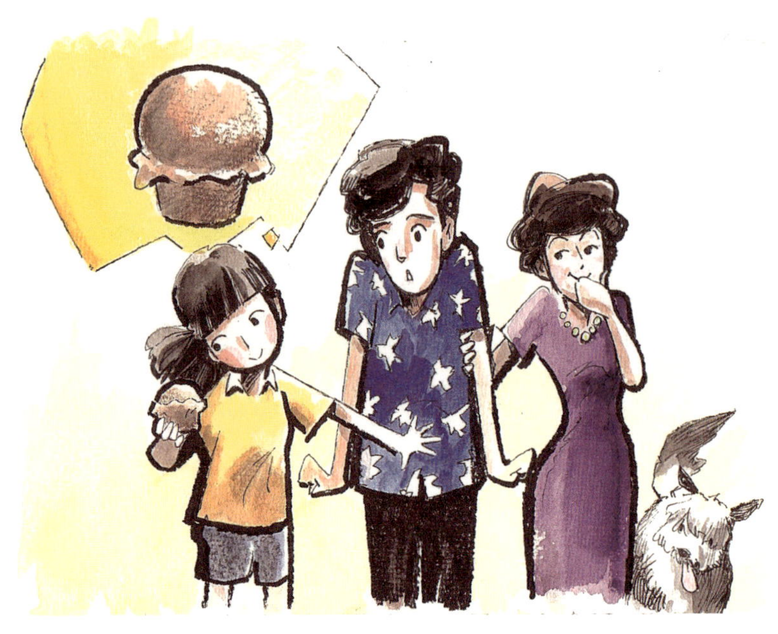

원래 머핀이란 빵의 이름은 프랑스나 독일 말에서 왔는데,
영국에서는 둥근 머핀을 뜨거울 때 잘라 햄이나 소시지를 사이
에 넣거나 버터나 잼을 발라 먹었어.

"그럼, 지금이랑 다르게 생겼겠네요?"

그렇지. 이 빵이 미국으로 전해지고 나서 비로소 빵을 부풀
려 휘저어 작은 컵에 담아 굽고는 머핀이라고 했단다. 드디어
우리가 알고 있는 둥근 버섯 모양으로 바뀌게 된 거야.

"어? 아빠 배처럼 튀어나왔어요."

아니, 그런 말을 하면 이 아빠가 섭섭해. 요즘 얼마나 열심히 운동하는데…….

실제로 그렇게 허리띠 위로 뱃살이 튀어나온 것을 '머핀 탑'이라고 그래. 2003년 호주 텔레비전 쇼에서 누군가 농담으로 말했는데, 유행어란 참 재미있지? 이젠 사전에도 실리는 흔한 말이 되어버렸어. 아마도 머핀 꼭지처럼 튀어나온 배를 가진 뚱보들이 많다는 뜻이겠지.

"아빠, 엠알아이가 뭐예요?"

오늘은 윤이가 어려운 걸 물어보네.

"짝꿍 엄마가 머리 아프다고 엠알아이를 찍었대요."

그래? 병원에서 진단하는 기계는 크게 몇 덩이로 나눌 수 있단다. 첫째, 방사선을 이용하는 기계, 둘째, 초음파를 이용하는 기계, 셋째, 자기장, 쉽게 말하면 자석을 이용하는 기계, 넷째, 동위원소를 이용하는 기계 등이야. 그 중에 엠알아이(MRI)는 자석을 이용하는 기계야.

방사선을 이용하는 기계는 컴퓨터 단층촬영기를 비롯해 아주 많은데, 값싸고 간단하고 정확하지만 방사선을 쪼이는 단점이 있지. 그러나 엠알아이는 자석에서 나오는 자기장을 이용하기 때문에 별로 부작용이 없단다.

그래, 오늘은 자석과 전기에 대해서 연구한 팔방미인 의사 길버트에 대해 얘기해 줄게.

윤아, 영국에서 가장 유명한 작가가 누군 줄 아니?

"아빠, 셰익스피어 아녜요?"

그렇지. 햄릿을 지은 셰익스피어야. 길버트는 셰익스피어와 같은 시대에 살았어. 셰익스피어의 글에도 나오듯이 당시 영국은 미신에다 광신적인 종교가 판을 치고 있어 어느 나라보다도 위험했단다. 그런데 길버트는 이렇게 주장했어.

"코페르니쿠스의 말처럼 지구가 돌고 있어."

그때 하늘이 돌지 않고 지구가 돈다고 생각하는 것은 잘못되면 죽임을 당할 만큼 아주 위험한 일이었어.

"아빠!! 죽이기까지 했다구요?"

그래, 부루노라는 사람은 사형을 당했고 갈릴레오 갈릴레이는 살기 위해 유명한 말을 남겼지.

'그래도 지구는 돈다.'

길버트는 어느 날 이탈리아 의사와 과학자가 쓴 《자연의 마법》을 비롯한 책 두 권을 읽었어. 이들은 모두 몇 백 년 전 프랑스 의학자의 주장대로 나침반이 북쪽을 가리키는 것은 북극성이 잡아당기기 때문이라고 주장했어.

"이건 잘못된 생각이야. 북극성이 나침반의 자석을 잡아당긴다면 북쪽으로 올라갈수록 자석이 기울어야 하잖아."

길버트는 아픈 사람들을 진료하면서도 시간을 쪼개어 자석이나 실험기구를 직접 만들어 무려 열여덟 해에 걸쳐 실험을 했어.

어느 날 길버트의 머리에 번득이며 한 가지 생각이 떠올랐지.

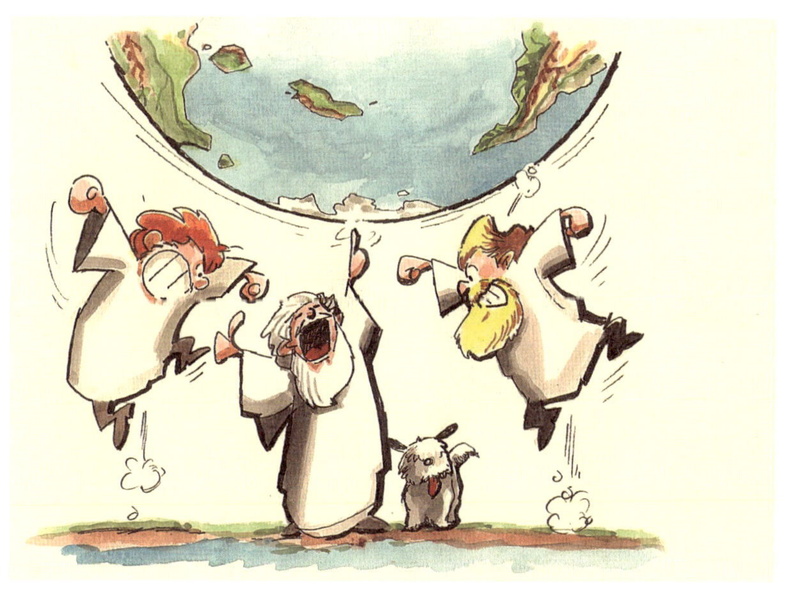

“나침반의 자석이 언제나 북쪽을 가리키잖아. 위치에 따라 각도도 달라지구……. 맞아! 우리가 사는 지구가 바로 큰 자석이기 때문이야.”

그래서 천연자석을 깎아 작은 지구 모형을 만들어 그 위에 자석을 올려놓았는데, 놀랍게도 실험용 자석은 적도에서 남극이나 북극을 향해 이동할 때 나침반의 자석이 기우는 것을 그대로 보여주었어.

길버트는 감정이 북받쳐 이렇게 외쳤어.

“남극과 북극은 바로 자연이 내린, 힘과 영광을 가진 높은 자리야.”

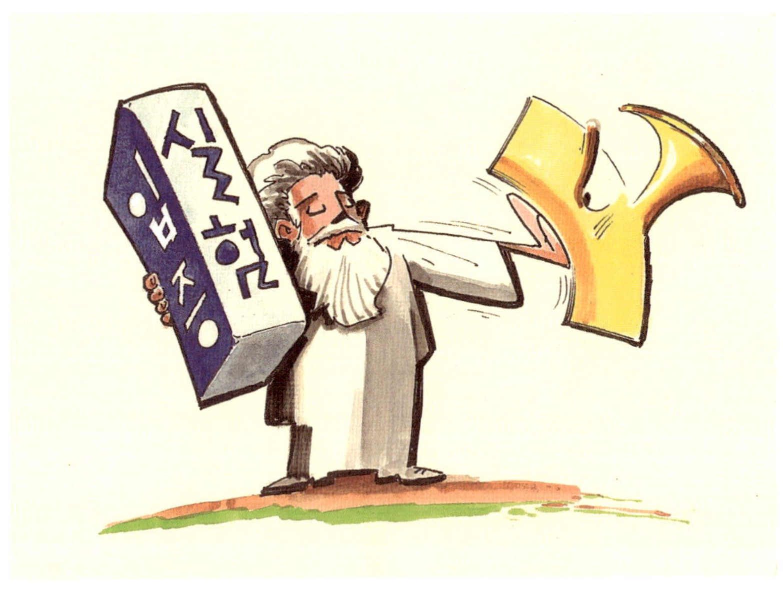

그 다음엔 나침반의 자석과 수평선이 만나는 각도를 재는 기계를 만들어 '복각계'라고 이름을 붙였는데, 실험해 보니 뱃사람들이 경험했던 것과 똑같았어.

길버트가 1600년에 이 사실을 책으로 만들어 발표했어. 그러자 예상했던 대로 많은 학자들과 종교인들이 길버트를 욕하고 비난했지.

그러자 그는 정성들여 실험한 결과를 보여주었는데, 그 결과를 본 사람들은 너무나 정확해 더 이상 욕할 수 없었지. 길버트는 사람들에게 소리쳤어.

"분명하게 실험과 결과로 증명해야 더 확실한 이치를 알 수 있다!"

길버트는 첫머리인 헌사에 '책이 아니라 실험으로 지식을 찾는 사람들에게 바친다.'라고 적었는데, 그만큼 실험하지 않고 책만 보거나 말로만 적당히 때우는 사람들을 싫어했어. 이 책의 내용은 당시로서는 충격적이어서 몇 년 만에 온 유럽에서 웬만한 사람이면 한번쯤 읽는 베스트셀러가 되었지. 그래서 지금도 자기력을 재는 단위가 '길버트'란다.

"아빠 책도 베스트셀러가 되면 좋겠다!"

그래, 아빠도 소원이야. 정말…….

길버트는 또다시 멋있게 말했어.

"우리가 사는 지구란 속 깊숙이 북쪽과 남쪽이라는 자극이 존재하는 엄청나게 큰 자석이야. 그 자석을 축으로 스스로 돌면서 우주공간에서는 태양 주위를 돌고 있어."

이 이론은 몇 백 년 동안 인정받지 못했을 정도로 그때로선 너무 놀라운 생각이었어.

길버트가 강조한 것은 자석의 힘인 자기장이었는데, 자기장이 공기를 비롯한 지구상의 모든 물질이 우주로 날아가 버리는 것을 막아준다고 했어. 또 별들이 지구에서 모두 같은 거리에 있는 것은 아니라며, 지구나 화성 같은 행성들은 궤도를 유지하며 돈다고 믿었어. 이렇게 행성이 이탈하지 못하도록 잡아두는 것도 바로 자석의 힘이라고 주장했어.

또 길버트는 지금으로서도 놀랄만한 주장을 폈어.

"지구의 대기가 생각보다 두텁지 않고, 행성과 행성 사이에 위치한 우주 공간은 대부분 공기가 없는 상태야."

"야! 대단해요. 그런데, 의사라면 아픈 사람을 고쳐야 하잖아요?"

그렇지. 길버트는 열네 살에 공부하기 시작하여 십년 후에 의학박사 학위를 받았어. 그리고는 동네에 자그마한 병원을 차

렸단다. 길버트가 사람을 잘 고친다고 소문나 병원이 꽤나 잘 되었다고 그래. 1599년에는 왕립의사협회의 우두머리가 되었고, 나중에 영국 여왕의 주치의까지 되지.

아 참, 길버트가 자석만 연구한 것이 아냐. 전기도 연구했어.

그때는 전기가 없었기 때문에 길버트가 연구한 것은 마찰전기였어.

"우와! 마찰전기가 뭐예요?"

서로 비비면 생기는 전기가 마찰전기야. 예컨대, 호박이라는 보석을 비비면 털이나 종이 같은 가벼운 것을 잡아당기잖아.

마찰전기를 처음 얘기한 사람은 길버트보다 이천 이백 년 전의 옛날 그리스 철학자 탈레스야. 탈레스는 호박을 옷감으로 비비면 깃털이나 지푸라기, 나뭇잎처럼 가벼운 물체가 들러붙었다가 얼마 후에 부드럽게 떨어지는 것을 발견하곤 놀랐어. 호박이 마치 살아서 끌어당겼다가 놓아주는 것으로 생각해 마력을 갖고 있는 호박을 부적처럼 몸에 지니고 다녔어. 그래서 그리스 철학자들 사이에서는 호박은 '마법을 부리는 돌'로 불렸어. 그러나 옛날 탈레스가 발견한 전기는 순간적으로 사라지는 전기에 불과해.

"자석은 철만 잡아당기는데, 호박은 가벼운 것이면 무엇이든

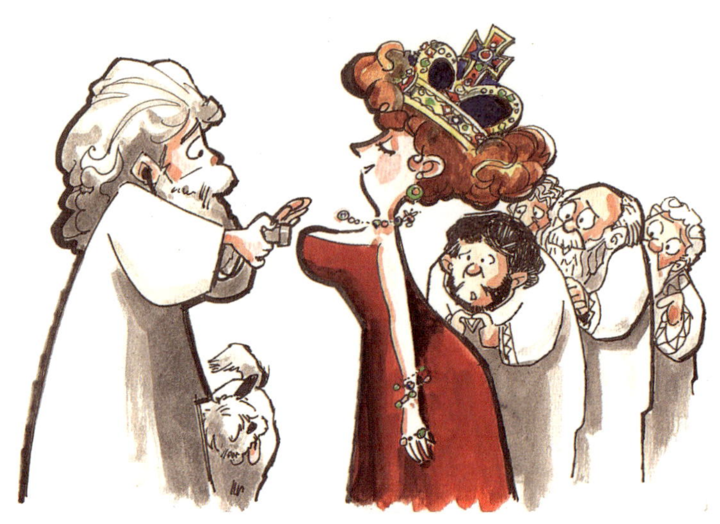

잡아당겨."

　자석은 무언가 사이에 두어도 잡아당기는데 호박은 사이에 물건을 놓으면 잡아당기지 못하잖아. 전기는 자기와는 완전히 다른 거야.

　길버트는 호박 말고도 수정, 유리, 광물 등을 비벼도 마찬가지인 사실을 밝혀냈어. 길버트는 그때까지 확실하게 나누어지지 않았던 전기와 자기의 차이를 처음으로 구별하여, 호박의 그리스 말인 '일렉트론'에서 따와 '일렉트리카' 라고 불렀어.

　길버트는 전기력을 비롯한 전기에 관련된 단어들을 처음으로 사용하여 '전기학의 아버지'라고도 불려.

"전기학의 아버지라구요?"

의학의 아버지는 히포크라테스지. 아빠는 전기학의 아버지가 더 멋있게 들리는 걸…….

길버트가 연구했던 자기와 전기는 단지 사람들의 궁금증을 풀어주는데 그치지 않았어. 그때 영국이란 나라는 세계의 변두리에서 최고의 해상국가로 발돋움할 때여서 영국 여왕은 다른 나라들이 따라오지 못하게 무엇보다 항해하는 기술을 높이려고 노력했어. 길버트의 연구는 항해술을 발전시키는 데 큰 공헌을 하여 영국을 '해가 지지 않는 나라'로 만드는 기틀을 만들었지.

이제, 아빠가 다니는 병원이 왜 한국전력에서 운영하는지 알겠지?

얘길 하다 보니 다시 배고프네. 아빠는 머핀 하나 더 먹어야겠다.

MRI(Magnetic Resonance Imaging-磁氣共鳴映像)

자력에 의하여 발생하는 자기장을 이용하여 자른 단면을 볼 수 있는 기계로 몸속에 있는 수소의 신호를 받아 영상으로 만드는 기계다. 이 장치는 1960년대 후반 '핵자기공명영상장치(NMR)'를 교육받던 내과의사 다마디안(Raymond Damadian)이 자기공명의 띠가 다르게 나타난 현상을 발견하면서 개발되었다. 1974년 그가 찍은 쥐의 MRI 사진은 사이언스지의 표지에 실렸고 2년 후엔 사람의 MRI 영상이 처음 공개되었지만 실용적이지 못했다. 2003년 물리학자인 라우테버(Paul Lauterbur)와 맨스필드(Peter Mansfield)가 MRI 개발에 공헌했다며 노벨 생리의학상에 선정되었다.

12 과학자는 이상주의자여야 한다

명절이 지나니 음식이 꽤 남았네. 요걸 어떻게 먹을까? 어릴 때 할머니는 모조리 넣어 찌개를 만들었는데…….

"아빠, 할머니가 만든 요리가 맛있었어요?"

아빠는 찌개든, 탕이든, 죽처럼 걸쭉한 것은 질색이야. 자-, 오늘은 아빠가 이것 저것 남은 음식들을 넣어 올리브기름으로 볶아 줄게.

"에이—, 그런 요리가 어디 있어요?"

여기 있지? 아빠가 요리하니 아빠가 이름을 붙여야겠다.

"아빠, 윤이가 붙일래요. 아직 어떤 맛인지 모르니까……. 음~, '엑스볶음'이라고 할게요."

엑스볶음 정말 멋있는 이름인 걸! 잘 모를 때는 엑스가 가장 편해.

그래, 오늘은 엑스선을 발견한 의사 뢴트겐에 대해 이야기하는 게 좋겠다.

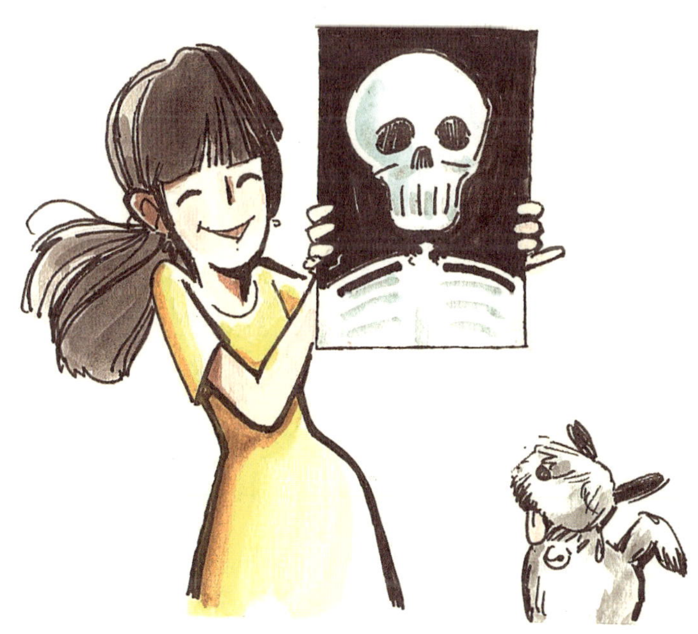

요즘 세계 여러 공항에 온몸을 들여다보는 스캐너를 설치한 데가 많아. 그 기계를 '알몸 투시기'라고도 하는데, 적나라하게 몸이 드러나는 기계를 두고 인권을 침해한다는 논란이 많지. 심지어 찍힌 사진을 발가벗은 사진으로 바꿀 수 있다고 호들갑을 떠는 방송도 있어.

지금도 그러니 말이다. 뢴트겐이 엑스선을 처음 발견했을 때인 백 년도 더 전엔 어땠을까? 엑스선이 옷을 통과한다고 알려지자 알몸을 훔쳐볼까봐 두려워 떠는 여자들이 많았고, 덕분에 엑스선을 막아준다는 거짓광고를 재빠르게 했던 속옷가게는 재미를 보았다더구나. 엑스선으로 증명사진을 찍어주는 사진관도 즐비했는데, 자신의 뼈를 보고 기절하는 사람이 많아 찬물 한 동이를 곁에 놓아두었다고 그래.

그뿐인 줄 알아? 해골 초상화를 찍는 것이 지금 증명사진처럼 유행하기도 했어. 또 미국의 한 의사는 1차 세계대전 중에 군화를 신은 채 다친 발을 검사하기 위해 엑스선을 이용했는데, 전쟁이 끝난 후 특허를 내 떼돈을 벌었다는구나.

'딱 맞는 신발을 고르는 것은 과학입니다!!'

이런 광고 덕에 한때 비싼 구둣가게에는 엑스선 기계가 한두 대 없으면 손님이 오지 않았다고 해.

그만큼 엑스선에 대해 알지 못했고 엑스선이 얼마나 무서운

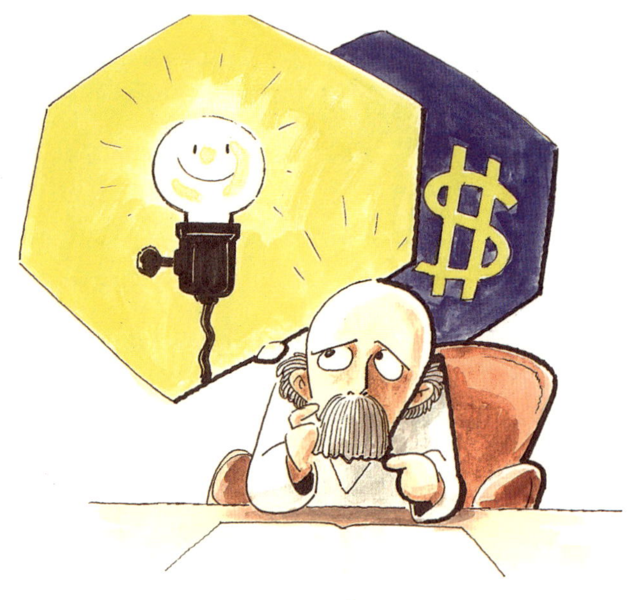

광선인지 몰랐다는 거지.

"아빠!!, 엑스선이 무서운 거예요?"

그럼! 엑스선이 발견되고 나서 가장 황당한 실험을 한 사람은 바로 발명왕 토마스 에디슨이야. 뢴트겐이 엑스선을 발명했다는 소식을 듣자마자 에디슨의 머리에는 기찬 아이디어가 떠올랐어.

"저렇게 밝은 빛으로 전구를 만들면 대박이야!"

에디슨은 당장 엑스선을 내는 전구를 만들어 '형광전구'라는 이름까지 붙였어. 그리고 나선 조수에게 실험을 시켰지.

"그런데요?"

글쎄 말이야. 그 사람이 이마부터 살갗이 헐더니만 얼마 지나지 않아 대머리가 되고, 젊은 나이에 죽어버렸잖아.

"아이고~ 무서워라!!"

에디슨은 놀라서 개발하던 전구를 포기했다는구나. 하하~.

뢴트겐이 살던 시대의 과학자들은 특수한 광선인 음극선이 무엇인지 연구하는 것이 유행이었어. 좀 어려운 이야기인데, 입자라는 아주 작은 알갱이로 된 것인지, 아니면 물결 같은 파동인지 궁금해 했다고 그래. 그런데 음극선을 연구하다 보면 간혹 이상한 사진들이 찍히기도 했다는구나. 몇몇 물리학자들이 이런 것을 알았다는데, 다들 이렇게 말하고 말았다네.

"이건 뭐야, 사진판을 멀리 치워야겠어."

그러나 뢴트겐은 다른 학자들이 놓친 광선을 발견해 엑스선이라는 이름을 붙였어. 그래서 말이야.

"내가 먼저 발견한 것인데……."

선수를 놓친 헝가리 출신 과학자는 뢴트겐 이름만 나와도 화를 냈다는구나. 하하~~.

1895년 뢴트겐은 엑스선을 발견하고서 아내의 손을 찍은 사진과 함께 학회에 발표하려고 했지. 그러나 예상과 달리 논문에 관심을 갖는 사람이 아무도 없었어.

"어떻게 내가 발견한 엑스선을 알아주는 사람이 없을까?"

뢴트겐은 실망했지만 자신의 돈으로 논문을 만들어 유명한 물리학자 여섯 사람에게 보냈어. 물론 아내의 손뼈 사진을 앞장에 크게 넣었지. 사진을 강조한 뢴트겐의 전략은 정말 효과 있었어.

학자들도 논문 내용보다 반지를 낀 손뼈 사진을 보고 깜짝 놀랐대.

특히 빈 대학의 교수는 엉뚱하게도 학회가 아닌 아주 큰 잔치에서 뢴트겐의 뼈 사진을 만나는 사람마다 보여주었어.

그러자 바로 다음날 신문 첫 면에 뢴트겐이 찍은 손뼈 사진이 실렸어.

"그 사진 보았어?"

웬만한 도시에선 몇 달 동안 만나는 사람마다 이렇게 묻고 다녔다는구나.

"아빠도 뼈 사진을 보았어요?"

그럼, 손뼈와 함께 찍힌 반지가 더욱 사람들을 놀라게 했지.

엑스선을 발견한 빌헬름 뢴트겐은 1845년 독일의 북서쪽 작은 마을에서 태어났어. 뢴트겐의 어머니는 네덜란드 사람이었고, 아버지는 큰 직물회사에다 옷가게를 가진 엄청난 부자였다는구나. 뢴트겐의 가족은 세 살 때 한참 떠오르던 네덜란드 도시로 이사해 그곳에서 자랐어.

그러나 외아들인 뢴트겐은 아버지, 어머니의 기대와는 달리 어릴 때부터 학교에서 배우는 것보다 혼자 공부하는 것을 좋아해 부모의 애를 태웠다는구나. 그러나 손재주는 타고나 웬만한 기계를 모두 분해하여 다시 조립하고 신기한 장치를 혼자 만들어내기도 했대요.

뢴트겐이 혼자 노는 괴팍한 습관이 생긴 다른 이유도 또 있었지. 부끄럼이 많은 뢴트겐은 수업시간에 책읽기를 시키면 얼굴이 발개져 제대로 읽지도 못했다는구나. 이런 수줍음은 나중에 대학교수가 되어서도 마찬가지여서 원고 없이는 단 한 마디도 못했다고 해.

하여튼 그는 유난히 부끄럼을 타는 성격 때문에 어린 시절부터 외톨이로 지냈어. 친구들과 얘길 나누다가도 갑자기 붉은 낯으로 변하니 어느 누구도 뢴트겐과 놀려고 하지 않았어.

그런데 어느 날 뢴트겐에게 친구가 생겼어. 그 친구는 좀 개구져서 칠판에다 우스꽝스런 낙서로 선생님을 놀려대곤 했어. 지금도 문제일 텐데 그때는 오죽 했겠니? 이 일로 인해 학교가 왈칵 뒤집혀 낙서를 한 학생을 찾으려고 난리였어. 거짓말을 못하던 뢴트겐은 모른다는 말을 하지 않아 궁지에 몰리게 되었지. 그렇지만 뢴트겐을 도와주는 친구는 아무도 없었어.

참 황당한 일이었지. 뢴트겐은 결국 학교에서 쫓겨나게 되고, 그가 할 수 있었던 일이란 친구들이 공부하러 가는 모습을 부러운 눈으로 바라보는 것 뿐이었어.

"아빠, 어떡해야 해요?"

그래. 수줍음이 많았던 아빠는 뢴트겐의 마음을 충분히 이해하겠어.

고등학교 졸업장이 없는 뢴트겐은 할 수 없이 기술을 배워 기능공이 되는 기술학교를 선택했어. 네덜란드나 독일에서는 배울 수 없어 멀리 스위스의 취리히까지 가서 기계를 깎고 만드는 기술을 배웠어.

어느 날 뢴트겐에게 기회가 찾아왔어.

뢴트겐이 만든 기계가 한 치의 오차도 없이 정확하다 보니 정교한 실험기기를 원했던 물리학자 오그스트 쿤트 교수가 찾아왔어.

"자네가 만들었는가?"

야단만 맞고 살아온 뢴트겐은 또 뭔가 잘못되었는가 싶어 얼굴이 붉어졌어.

“자네 같은 세심한 성격은 물리학을 배우면 좋을 텐데……”

뢴트겐은 한참 망설이다 말했어.

“감사합니다만, 저는 고등학교를 제대로 마치지 못했습니다.”

놀랄 줄 알았는데 그 교수는 생각 밖의 제안을 했어.

“그렇다면 다시 배울 수 있는 기회를 주겠네.”

나중에 쿤트 교수는 밤낮 자지 않고 열심히 공부하는 뢴트겐에 반해 결국 그를 물리학 박사학위까지 받게 만들지.

드디어 내성적이고 부끄럼을 타던 열등생 뢴트겐은 겸손하고 매력적인 젊은이로 성장했어. 큰 키와 곱슬곱슬한 진갈색 머리카락에다 턱수염은 아주 잘 어울렸어. 약간 쉰 목소리를

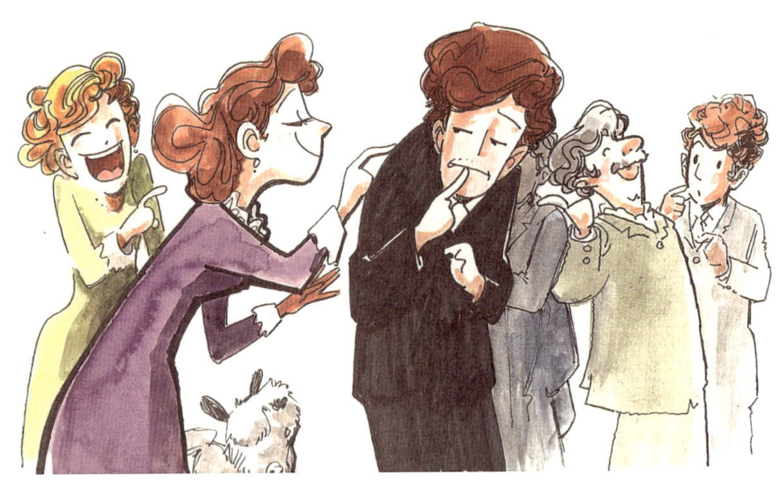

지닌 잘 생긴 뢴트겐이 지나가면 젊은 여성들이 힐끗 볼 정도의 멋쟁이 남성으로 바뀌어 예전의 친구들은 뢴트겐인지 몰라볼 정도였어. 뢴트겐은 스물 아홉 살에 월급은 없었지만 대학에서 강의를 할 수 있었고, 마흔 세 살에는 처음으로 월급을 받는 교수이자 연구소장이 되었어. 고등학교 중퇴생이던 뢴트겐이 어엿한 대학교수가 된 것이지.

뢴트겐이 엑스선을 발견하고 강의할 때 이야기야. 독일에서는 이름난 교수가 강의를 할 때면 발을 구르거나 책상을 두드리는 것이 환영의 표시였대요.

'쾅쾅 ―, 투닥투닥 ―'

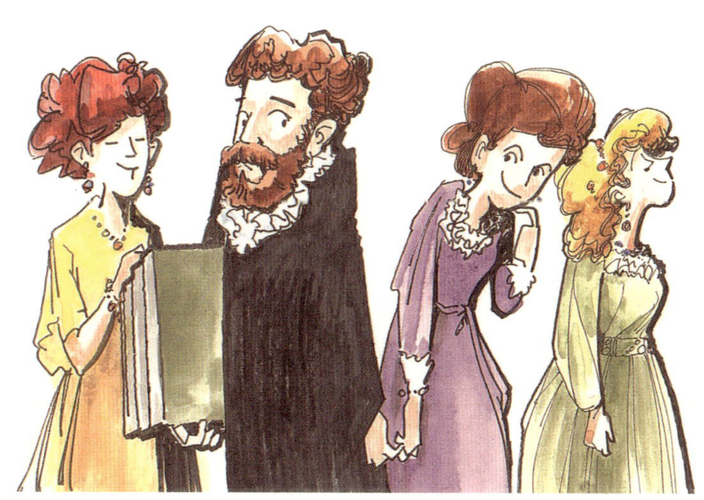

뢴트겐이 강의실로 들어서면 학생들은 환호하면서 구르고 두드렸다고 해.

"．．．．．．．．．．．"

뢴트겐은 한동안 공포에 질린 어린이처럼 물끄러미 학생들을 보았어.

"그럼, 어떻게 했어요?"

음～, 강의와 관계없는 말은 전혀 하지 않고 학생들과 눈을 마주치지 않은 채 원고를 읽고 강의를 마쳤대. 심지어 엑스선에 대해 강의할 때는 마치 다른 사람이 엑스선을 발견한 것처럼 덤덤하게 이야기해서 모르는 사람이 들었다면 그가 뢴트겐인지 눈치 채질 못했을 정도였대.

엑스선을 발견하고 여섯 해 지난 후 뢴트겐은 첫 노벨 물리학상을 받게 되었어. 노벨상을 받을 때는 반드시 연설해야 했지만 뢴트겐은 어눌하다며 사정해 겨우 연설을 피할 수 있었대.

노벨상의 상금은 모두 뷔르츠부르크대학에 기부했어. 에디슨을 비롯한 많은 사람들이 엑스선과 관련해 특허권을 따려 애쓰는 동안에도 뢴트겐은 뢴트겐답게 엑스선에 대해 특허를 내지 않았어.

"과학자는 인류에게 봉사해야 한다. 진정한 과학자라면 최상의 의미에서 이상주의자여야 한다.”

엑스선은 뢴트겐이 인류에게 공짜로 준 선물이었어.

“아빠!, 아빠라면 어떻게 했겠어요?”

음~, 아빠는 뢴트겐만한 인물이 못 되지. 하하~~.

그러나 뢴트겐은 나중에 특허를 내지 않은 댓가를 톡톡히 치러야 했어. 1차 세계대전이 끝난 후 전쟁에 진 독일은 엄청난 배상금을 물어야 했기에 굶어죽는 사람이 속출했어.

아무리 엑스선을 발견한 뢴트겐이라도 전쟁에 패한 나라의 배고픔을 피해갈 수 없었어. 뢴트겐이 암에 걸려 죽었다고들 하지만 실제로는 돈이 떨어져 밥 먹는 날보다 굶는 날이 많았다고 해. 뢴트겐은 노벨상 상금까지 모조리 기부했지만 막상 그가 어려울 때 도와줄 사람은 아무도 없었어. 내 참 세상에……, 엑스선을 발견한 과학자가 굶어죽다니…….

13 나를 밟지 말아달라

윤아, 스파게티 먹을래? 피자 먹을래?

"아빠, 피자 먹을 게요."

어디, 메뉴를 보자. 체다치즈 피자를 먹을래? 페퍼로니 피자를 먹을래?

음~, 아빠가 고를까? 오늘은 마르게리타 피자를 먹자.

"처음 듣는 피자예요."

그럼 마르게리타 피자에 대해 이야기해 줄게.

원래 피자는 가난한 바닷가 사람들이 즐겨먹던 천한 음식이었다고 말했었지. 그런데 이상하게도 이탈리아 움베르토 1세의 마르게리타 왕비가 서민 음식이었던 피자를 너무 좋아했단다. 그래서 말이야. 나폴리의 피자집 주인이 왕비를 위해 피자를 만들기로 했어. 어떻게 만들었냐면 말이다. 토마토 소스와 바질이라는 풀에다, 모차렐라 치즈로 빨강, 녹색, 흰색 세 가지 이탈리아 국기의 색깔을 넣어 피자를 만들었어. 이게 유명한 '마르게리타 피자'란다.

우리 마르게리타 피자를 먹고 나서 디저트로 초콜릿 피자를 먹자.

"아빠, 초콜릿으로 피자를 만들어요?"

그럼~, '브링까데라(Brigadeiro) 피자'라고 불러. 브링까데라는 원래 브라질에서 생일잔치 때 즐겨먹는 과자인데 이것을 피자에 올려 만들었단다. 초콜릿 피자는 디저트로 먹기에는 아주 좋아. 참! 브링까데라는 이 과자를 처음 만든 브라질의 공군 준장을 뜻하는 '장군'이라는 뜻이란다.

그러면 오늘은 초콜릿의 재료인 카카오를 뛰어난 약으로, 신들이 먹는 음식이라고 높게 평가했던 의사 이야기를 해줄까? 오늘의 주인공은 바로 흑사병을 치료한 명의이자 예언가로 소문난 미셸 드 노스트라담이야.

"의사가 예언을 했다구요?"

그럼, 미셸 드 노스트라담은 누가 뭐라 해도 가장 뛰어난 예언가지.

사실, 의사라는 직업이 말이다. 진찰의 첫 번째 과정이 눈으로 관찰하는 시진(視診)이거든~. 의사들은 먼저 얼굴의 색깔과 더불어 생김새를 본 다음, 주름살, 머리털, 호흡, 동작, 걸음걸이 등을 살펴 병을 짐작한단다. 이런 과정이 미래를 예측하는 과정과 비슷해. 누구나 의사를 오래 하다 보면 어느 정도는 예언가가 될 수 있지 않을까? 그러나 의사가 진찰하는 방법과 미셸 드 노스트라담이 예언했던 방법하고는 사뭇 다르단다.

미셸은 재주가 많았다고 그래. 아픈 사람을 고치는 실력 말고도 화장품, 식품이나 향신료를 만드는 방법을 책으로 펴냈어. 특이한 원료로 향수를 개발하고 장미꽃으로 사탕을 만들어 병을 예방하는 약으로 쓰기도 했지. 특히 요리에는 일가견이 있어 잼의 조리법을 개발하고, 《훌륭한 요리법을 알고자 하는 사람들을 위한 좋은 개설서》라는 멋진 책을 내기도 했어.

이제 미셸이 어떤 의사였는지 알아볼까?

미셸 드 노스트르담, 흔히 노스트라다무스라고 부르는 의사는 르네상스 시대에 남쪽 프랑스에서 태어났단다. 할아버지는

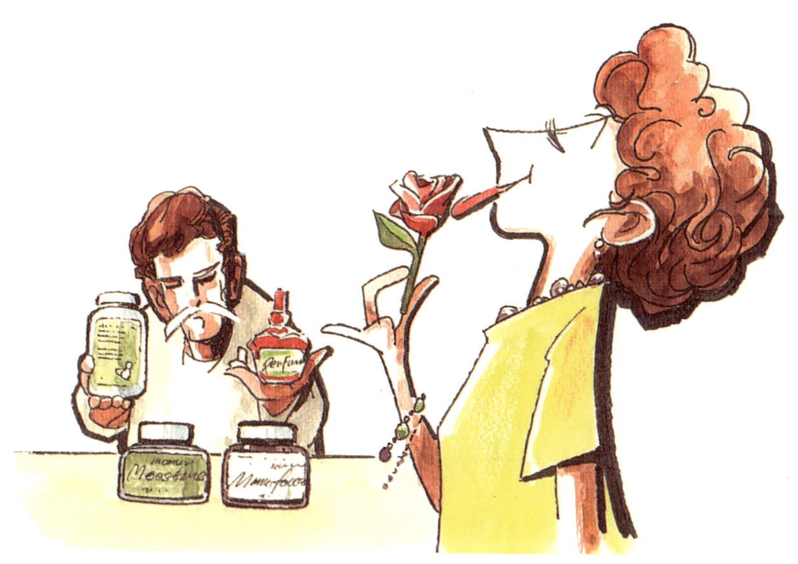

원래 가소네(Gassonet)라는 성을 가진 유태인이었지만, 정치를 시작한 딸을 성공시키고자 천주교로 종교를 바꾸고, 성도 노스트라담으로 고쳤다고 해.

"아빠, 노스트라담이 무슨 뜻이에요?"

노스트라담이란 뜻은 노틀담과 같은 뜻인 걸. 바로 '성모 마리아'를 일컫는단다.

미셸은 어릴 때 외가 증조할아버지로부터 수학을 배웠어. 의사였던 증조할아버지는 도시 전체를 맡아 주무르던 똑똑한 사람이었어. 증조할아버지가 미셸에게 여러 나라 말을 알려주고 천문학, 점성술, 화학, 약초학과 의학 등도 가르쳐 주었는데, 하나를 말하면 열을 깨우치는 바람에 어릴 때부터 늘 집안의 자랑거리였단다. 또한 친할아버지와 외할아버지도 이름난 의사여서 미셸에게 많은 것을 가르쳐주었지. 미셸의 아버지는 또 어떻게 했는지 알아? 곡물을 사고파는 큰 사업을 하다가 스스로 공부해 변호사가 될 정도로 대단히 노력하는 사람이었어.

미셸은 열네 살이 되자 큰 도시로 나와 공부했는데, 틈만 나면 도서관에서 책을 읽는 범생이었다고 해. 특히 점성술에 관심을 가져 거기에 관한 책을 많이 읽었다는구나. 열아홉엔 대학에 들어가 의사가 되었고 전염병이 유행할 때마다 신비한 약으로 사람들을 고쳐 '기적을 일으키는 의사'라고 불렸어.

그는 옛날 로마시대 의학과 파라켈수스의 의학에 푹 빠져 공부했대. 그렇다 보니 결국 미셸의 처방은 파라켈수스의 처방과 아주 비슷해져, 당시 널리 행해지던 의술과 완전히 딴판이었어. 그는 함부로 피를 뽑는 치료법을 싫어했고 병이 나으려면 먼저 깨끗해야 한다며 위생을 강조했단다.

서른이 되자 그는 시골에서 결혼하여 두 아들을 낳고 평범하게 살았어. 그러나 마을에 흑사병이 퍼지면서 다섯 해 만에 갑작스레 아내와 자식을 모두 잃는 비극을 겪어.

"이제 어떡해야 해요?"

글쎄다, 어떻게 이런 일이 있을 수 있겠니?

불행은 여기서 그치지 않았어. 아내가 죽은 후 몇 개월 동안 아내의 재산 때문에 생긴 소송으로 다시 한 번 고생했어. 또 종교재판에 불경죄로 소환되는 등 나쁜 일만 잇따르자, 그는 우울증에 시달려서 아무런 일도 하지 못하는 상태에 이르게 되지. 그러나 이런 불행이 미셸을 흑사병을 치료하는 이름난 의사가 되도록 더욱 채찍질했어.

"그래, 도시를 떠나자!"

미셸은 몇 해 동안 프랑스와 이탈리아 등 유럽의 여러 곳에서 떠돌이 의사로 지냈어. 그러던 어느 날, 시칠리라는 섬에서 이슬람 신비주의자들을 만나 자신이 깨닫지 못했던 앞날에 대한 투시력을 깨우치게 돼.

그 다음 두 해 동안 프랑스 남쪽지방에 흑사병이 유행했을 때 사람들을 치료해 준 일이 있었어. 아니 그런데, 미셸이 손을 대는 사람마다 낫잖아. 그때부터 미셸은 흑사병 치료의 명의로 여기저기 불려다녀야 했단다.

"빨리 우리 동네에도 와 줘요."

고향 부근의 살롱이란 마을에서 조용히 의사로 살던 미셸을 여기저기에서 가만히 놔두지 않고 불러댔어. 그러나 그도 네 해 넘게 돌아다니는데 지쳐 마흔네 살에 젊은 과부와 다시 결혼했단다.

그는 연말이면 날씨를 미리 알리거나 식물을 키우는 방법 등 사람들이 궁금해 할만한 사항들을 책으로 만들어 팔았는데, 너무나 잘 들어맞아 의사로서의 수입보다 책 수입이 더 많았어.

"도대체 이 사람이 의사야, 예언가야?"

이때부터 사람들은 노스트라담을 예언가로 부르기 시작했다고 하네.

노스트라담은 지하에 서재를 만들고 촛불을 켜고 명상하면서 '미래로 가는 통로'라고 부르는 검은 거울을 통해 앞날이 펼

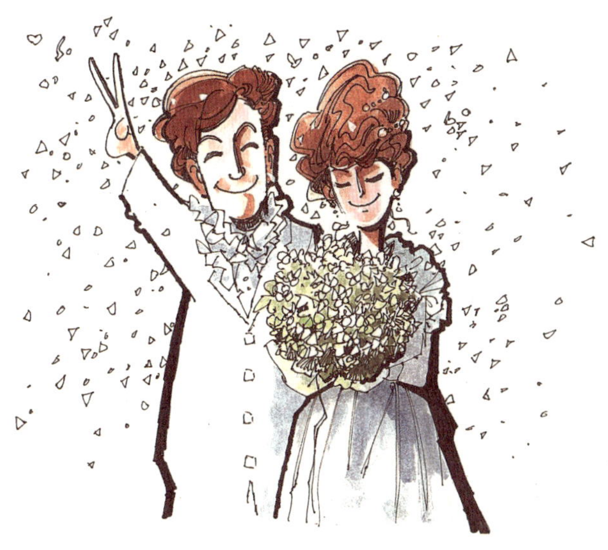

처지는 것을 보았어.

"청동거울을 보고 있으면 미래의 일들이 구름 이는 것처럼 보여."

노스트라담은 1555년 드디어 첫 예언집을 내게 돼.

예언집를 읽고 누구보다도 열광한 사람들은 바로 프랑스의 높은 사람들이었어. 다음해 여름, 프랑스 왕인 앙리 2세와 왕비 카트리느는 노스트라담을 불렀어. 그 이유는 그의 예언에 왕의 죽음에 관한 시가 있었기 때문이었지. 정말로 몇 년 후 왕은 말을 타고 시합하다 창이 눈을 뚫고 머리에 박히는 중상을 입고 죽게 돼. 그가 예언한 장면과 똑같은 모습으로 죽음을 맞이했던 거야.

"여보, 카트리느 왕비라는 여자는 유명한 사람 아녜요?"

어, 당신이 물어보네. 카트리느 왕비는 담배를 유럽에 퍼뜨린 사람으로 알려져 있어요. 남편이 마흔 살에 죽자 평생 상복을 입어 사람들은 그녀를 '검은 왕비'라고 불렀어요. 왕비는 머리가 아파 수많은 의사들에게 치료받았으나 전혀 낫지 않았는데, 어느 날 스페인에 대사로 보냈던 장 니코(Jean Nicot)가 왕비에게 선물하며 말했어요.

"신대륙에서 가져온 담배를 피우면 두통이 사라진답니다."

왕비가 담배를 피우자 그만 두통이 말끔히 사라져버린 거예요. 그래서 대사의 이름을 따서 담배에 있는 물질을 니코틴(Nicotine)이라고 부르게 되죠.

"아~, 그래서 니코틴이구나."

노스트라담은 프랑수와가 1년, 동생인 샤를 9세가 14년, 앙리 3세가 15년, 모두 서른 해에 걸쳐 왕비가 어린 왕들 대신 나라를 다스릴 거라고 예언했어. 그는 또한 세 아들 모두 어머니보다 먼저 죽는 것을 정확히 맞혔고…….

나중에 노스트라담은 샤를 9세의 주치의이자 고문으로 임명되었는데, 어느 날 몰래 왕의 사신으로 다녀오던 중 통풍에다 천식이 심해져 숨쉬기가 어려워지는 걸 느꼈어. 두 해가 지난 뒤부터 점차 가슴이 답답하다며 숨을 헐떡이다 1566년 7월 2일 새벽, 예순세 살로 죽게 된단다.

하루는 그가 피곤한 모습으로 친구를 불러 자기가 이튿날 죽을 것이라며 이런 말을 남겼어.

"어떤 바보도 내 무덤을 밟지 못하게 해 달라."

그래서 그는 예배당에 서있는 자세로 묻혔어.

"아빠! 참 이상한 의사예요."

그렇지. 노스트라담의 예언집은 현재는 죽은 뒤에 나온 간추린 책만 남아있어. 그는 예언집을 프랑스 말, 라틴 말, 그리스 말, 히브리 말, 이탈리아 말, 심지어 프로방스 사투리와 영어로

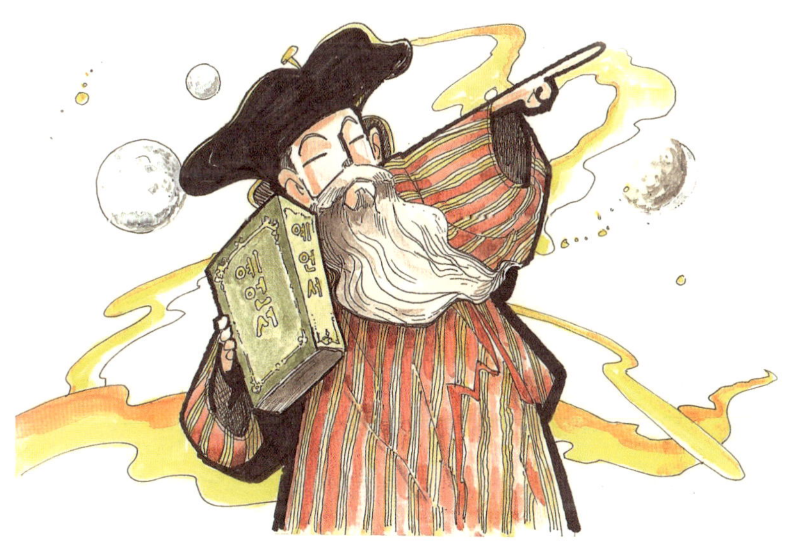

쓰고, 순서도 마구 뒤섞어 만들었어.

앙리 2세가 살았을 때 그 이유가 궁금해 물었어.

"시간을 분명히 알 수 있습니다만, 이것이 기분 좋은 일만은 아닐 겁니다."

노스트라담의 대답처럼 앞날을 미리 아는 것은 솔깃하지만 피하지 못한다면 그것보다 더 무서운 게 없잖아?

"피하면 되잖아요?"

그게 쉬운 게 아니지. 노스트라담도 피해갈 수 없다고 말했어.

그런데 말이야. 지금으로부터 30여년 전인 1982년에 로마 국립도서관에서 또 다른 노스트라담의 예언서가 발견되었어. 그 책에는 그가 직접 그린 수채화가 들어있는데, 그림들 가운데 가장 눈길을 끄는 것은 큰 빌딩이 불타는 그림이야. 그 시대에 높은 건물 중간에 불길이 솟는 것을 짐작할 수 있었을까? 미국 무역센터 테러의 모습과 비슷해 아주 섬뜩하지.

그가 마지막 스무해 가까이 보낸 살롱은 삼만 명이 조금 넘게 사는 아주 작은 마을이야. 그런데 지금도 초여름에 노스트라담을 기리는 축제가 열린단다.

그는 죽기 전에 조그만 금속판에 숫자를 조각하여 자신의 관에다 넣도록 부탁했어. 그는 처음엔 작은 예배당에 묻혔으나, 134년 후인 1700년에 성(聖) 로랑 교회로 옮겨졌어. 그런데 말이야. 관을 열었을 때 금속판은 뼈 위에 놓여 있었고 거기에 '1700'이란 숫자가 새겨져 있어 사람들을 다시 한 번 깜짝 놀라게 했지.

노스트라담은 건축가와 힘을 합쳐 자신이 살던 동네를 가로지르는 큰 수로를 건설했어. 수로는 노스트라담이 죽고 나서 완성되었는데, 이로 인해 촌동네이던 살롱이 엄청나게 발전했다네. 게다가 지금도 가장 큰 관광자원으로 동네를 부유하게 만들고 있지. 이렇게 실제 생활에 도움이 되는 예언이 정말 좋은 예언이 아닐까?

마지막으로 노스트라담이 말한 재미있는 예언을 말해 줄까?

나중에 사람들이 말 대신 자동차를 타고 다닌다고 했어. 그는 자동차의 이름은 '카로(Carro)'이고, 자동차를 좋아하는 사람을 '카로마니(Carromanie)'라고 부른다고 했는데……. 노스트라담은 카트리느 왕비에게 자동차는 360년 쯤 지나면 나타나게 될 것이라고 했어. 정말 대단하지?

윤이가 덧셈을 하네. 얼마나 나왔어? 하하~~.

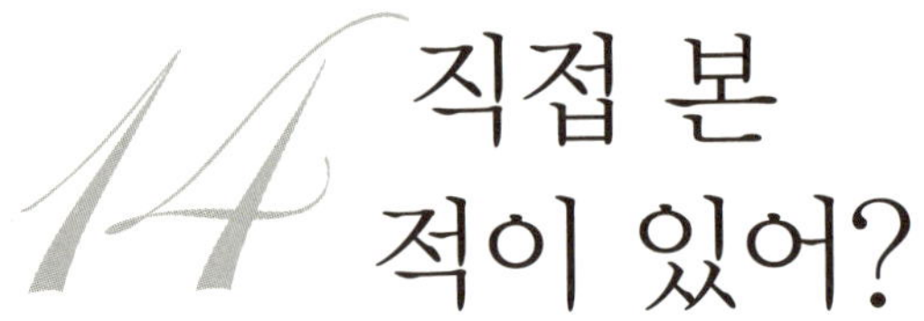

14 직접 본 적이 있어?

엄마랑 어제 오랜만에 오페라를 봤단다.

"야, 재미있었겠다."

그럼~, 야외 공연이라 분위기도 끝내 주더군. 푸치니가 만든 라 보엠 (La Bohème)이라는 오페라야.

"아빠, 라 보엠이 무슨 뜻이에요?"

라 보엠이 뭘까? 프랑스 말로 '보헤미안'이란 뜻이지. 쉽게 말해 자유분방한 보헤미아 스타일이라고 말할 수 있을 거야.

체코의 서쪽 지역을 보헤미아라고 그래. 그 지역 사람들은 자유롭고 감성적이라 유명한 음악가가 많아. 유모레스크를 작곡한 드보르작이나 지금 보헤미안 스타일을 사람들에게 널리 알린 스메타나라는 작곡가도 모두 보헤미아 사람이야. 그러다 보니 예술가뿐만 아니라 예민한 감수성이 필요한 직업인 의사도 많을 수밖에 없었겠지. 오늘은 보헤미아 사람으로 유명한 병리학자인 로키탄스키에 대해 이야기할게.

"아빠, 로키탄스키가 그렇게 유명해요?"

그럼~, 운명교향곡을 작곡한 베토벤을 모르는 사람은 없겠

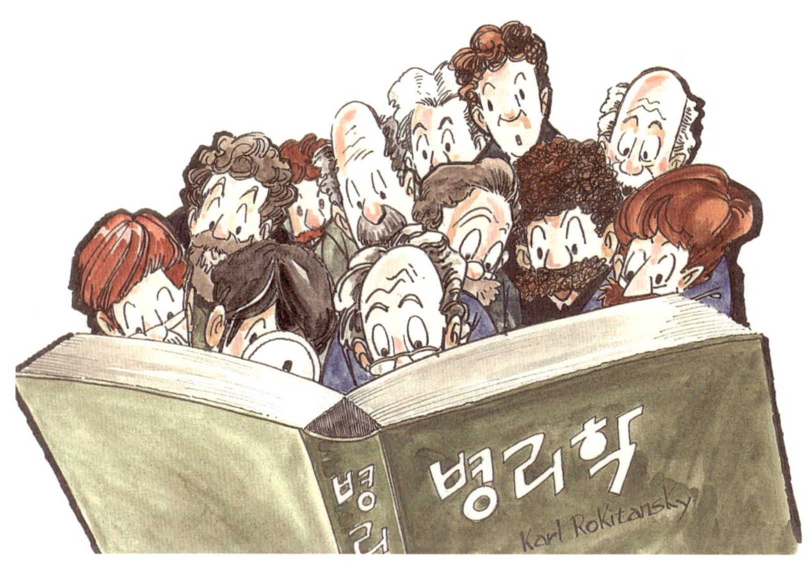

지. 로키탄스키는 베토벤이 죽은 다음에 시신을 부검했던 의사로 알려져 있어. 베토벤이 간이 나빠 죽은 것은 알려진 사실이지만 귀를 멀게 만든 원인이 무엇인지는 아직도 논란이 적지 않아. 그런데 이 모두가 로키탄스키가 부검했던 기록을 보고 이야기하는 것이야. 그의 성격이 얼마나 꼼꼼했던지 눈으로 가는 신경을 누른 뼈의 두께까지도 자세히 기록해 놓았지 뭐야.

"아픈 것은 몸속의 병이 드러나는 것이지, 임신했을 때 어머니가 종교적 의무를 게을리 해 하느님이 내린 벌이 아니야."

지금 봐서는 당연하지만 그렇게 말하는 것조차 위험했던 시절에 로키탄스키는 의학과 종교를 확실하게 구분하고 선을 그었어.

또 제멜바이스라는 똑똑한 보헤미아 의사를 발굴해 세계적인 의사로 만들었지.

"어, 그 사람은 누구예요?"

이그나츠 제멜바이스는 아주 이름난 산부인과 의사야. 그는 잘못된 위생이 환자의 생명을 위태롭게 할 수 있다며 의사들이 먼저 깨끗이 소독해야 한다고 외쳤지. 그 덕분에 애를 낳다 죽는 가난한 여자들을 많이 살렸어. 다음에 제멜바이스 이야기도 해줄게. 그런데 제멜바이스는 참 재미없게 산 의사라 무슨 이야길 해야 할지 고민되네.

로키탄스키가 주로 의사생활을 했던 곳은 오스트리아의 수도 빈이야. 오스트리아는 한동안 어느 나라에서도 넘볼 수 없는 세계의학의 중심이었던 적이 있었단다. 기억나는지 모르겠네. 세계적으로 이름난 요한 페터 프랑크라는 약골 의사가 있잖아. 프랑크가 오스트리아에 있을 때는 세계적인 의사들이 빈으로 몰려들어 앞선 의학을 배우려 줄을 섰지만, 프랑크가 빈을 떠난 후엔 아무도 거들떠보지 않아 의학의 변두리로 떨어져 버렸지 뭐야. 그러니까 뛰어난 의사를 잘 대접해 주어야 하는데 말이야. 글쎄, 우리나라에서는…….

의학의 중심지는 오스트리아 다음엔 프랑스 파리로 넘어갔어. 아픈 사람들이 찾아가니 의사들도 덩달아 파리로 달려갔지. 유럽뿐만 아니라 미국, 캐나다에서까지 사람들이 파리로 몰려와 병리학을 배우고 현미경이나 청진기를 사용하는 방법을 익히고 돌아갔어. 그리곤 가방에 청진기를 넣고 다니며 이렇게 말하고 다녔대.

"나 파리에서 공부한 의사예요."

오스트리아에서도 보따리를 싸서 모두 유행처럼 파리로 떠났어. 로키탄스키도 마찬가지였지. 당시 파리는 프랑스대혁명과 나폴레옹 시대를 거치면서 처음으로 한 침대에 한 사람씩

눕혀 치료했고 의학을 가르치는 틀을 완전히 바꾸는 등, 눈부
시게 발전해 있었어.

"어, 한 침대에 한 사람이라뇨?"

그럼, 그 이전까지는 한 병원침대에 대여섯 명씩 누워 있는
것이 다반사였어.

파리에서 공부하면서 로키탄스키는 큰 충격을 받았어.

"주먹구구로 치료하던 때는 지났어. 확실하게 병을 알아내야
한단 말이지."

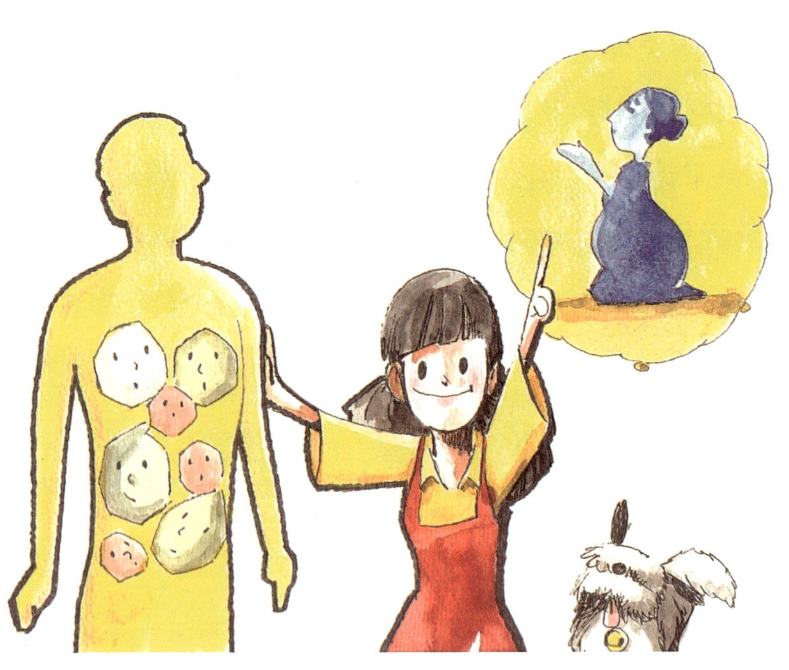

결국 로키탄스키는 병이 무엇인지 캐내는 병리학을 전공하게 돼. 그래서 처음으로 진료하지 않고 사람의 몸에서 떼어낸 내장기관만 갖고 연구하는 새로운 의사 시대를 여는데, 그런 의사를 기초의사라고 불러.

진료하면서 검사도 맡는 다른 나라의 의사와는 달리 모든 부검을 도맡다 보니 로키탄스키는 평생 동안 삼만 건이 넘는 부검을 자신이 직접 했고, 또 7만 건이 넘는 부검을 지휘하고 가르쳤어. 모두 합해서 십만 건이 넘는 엄청난 기록을 수립해 다시 빈을 세계 의학의 중심으로 끌어올렸지. 이 정도면 아마도 기네스북에 올라갈 만한 기록이 아닐까?

로키탄스키는 병 때문에 변화된 정도에 따라 병을 여러 갈래로 나누었는데, 워낙 깔끔하게 분류해서 거의 모든 의사가 받아들이게 되었어.

그는 병리학에 대해 큰 자부심을 가지고 있었어.

"앞으로의 세상은 병리학이 직접 진료하는 의사들에게 새로운 가능성을 가져다 줄 거야."

그는 과학이 뒷받침되지 않는 의학은 있을 수 없다며, 과학적인 생각에다 직접 확인한 것만 믿고 행동하도록 학생들을 엄하게 가르쳤대.

그래서 병리학자 칼 폰 로키탄스키의 구술시험은 아주 특이

했다고 해.

"어떻게요?"

다른 교수들처럼 묻고 답하라고 하는 식이 아니라 학생들에게 먼저 말하도록 시켰다네.

"한 십오 분 정도 시간을 줄 테니까 말이야. 자네가 아는 것을 쉬지 말고 떠들어 봐."

학생들은 뜻밖의 질문에 머리에 든 지식을 쏟아내 이야기했대. 로키탄스키는 시간이 다 되면 이렇게 말했대.

"자네 이야기는 모조리 거짓이야!"

그러면 그 학생은 놀라 두 눈이 동그래졌지. 그러자 로키탄스키가 물었어.

"모두 믿을 수 있어?"

어쩔 줄 몰라 하는 학생을 향해 로키탄스키는 마지막 한 마디로 완전히 눌러버렸다나.

"자네가 말한 걸 직접 봤나? 나는 한 번도 본 적이 없는데……."

로키탄스키는 자신이 관찰한 모든 것을 빠짐없이 기록하여 세 권의 책을 출판했어. 진료하는 의사의 입장에서 만든 《병리해부학 핸드북》은 여러 나라 의사들에게 인기가 높았어.

"로키탄스키의 핸드북은 지침서 중에서 가장 뛰어나 실제 진료할 때 정말 도움이 돼."

그에 대해 한 번도 좋게 말하지 않았던 의사 비르효조차도 이렇게 칭찬할 정도였다니 정말 대단하지.

로키탄스키는 죽은 사람의 장기를 꺼내 검사하면서 이런 궁금증을 갖기도 했어.

"사람이 동물과 무엇이 다른가? 영혼이 어디에 있을까? 진정한 의사라면 인간을 단순히 연구하는 대상으로 삼으면 절대 안 돼. 진료의 첫걸음은 인간을 사랑하는 마음이 있어야 해."

그만큼 로키탄스키는 의학에 있어서 윤리를 누구보다 중요하게 여겼어.

"의사라면 모름지기 아픔을 줄여줘야겠다는 측은한 마음이 앞서야 돼. 인간에 대한 너그러운 마음이 치료의 기본이 되어야 하는 거야."

그런데 말이야. 그는 강의를 제외하고는 거의 말이 없는 사람이었어. 얼마나 말이 없었냐구? 특히 그가 일에 몰두하면 바로 옆에서 굿을 해도 모를 정도였어. 그럴 때는 며칠 동안 한마디도 없이 끼니를 거르며 일만 하곤 했다네. 집에 가서도 마찬가지였어. 하루 종일 말이 없어 답답한 부인이 가슴을 칠 때가 많았대요. 그러나 로키탄스키가 노래는 잘 불러 그때만은 부인

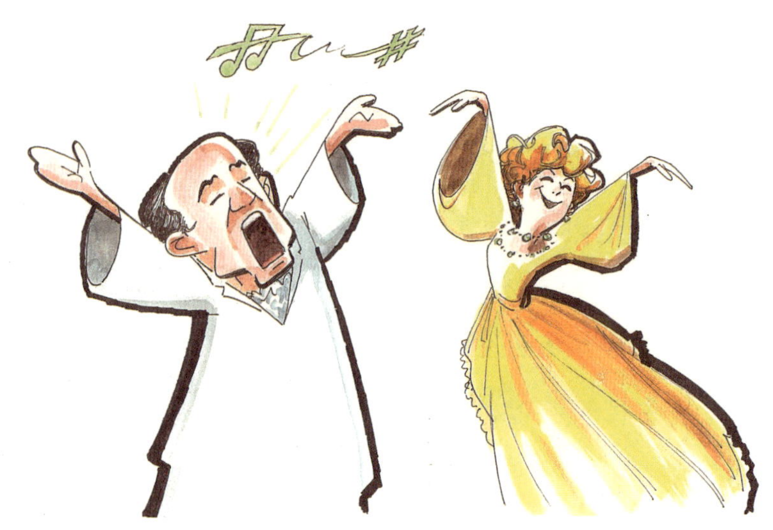

이 좋아했대.

부인이 심심할 때면 그에게 이렇게 말했대.

"노래 한 곡만 불러줘요."

이 방법이 유일하게 로키탄스키의 입을 여는 방법이었다나. 하하~~.

어느 날 말이야. 가을이니 낙엽이 떨어지잖아. 그럴 땐 아무리 공부를 좋아하는 사람이라도 '좋은 날에 이게 무슨 짓이야?' 이런 생각이 들거든……. 아빠도 그랬었으니까.

넉 달 동안 로키탄스키 해부실에서 공부했던 내과의사가 갑자기 맑은 공기를 마시고 싶더래. 그래서 슬그머니 밖으로 나왔어.

“야, 정말 하늘이 깨끗해!”

어, 뒤를 보니 일만 하던 로키탄스키도 따라나오더래.

“이제 뭐라고 말할 것 같아요.”

그렇지. 드디어 로키탄스키가 부드럽게 고개를 끄덕이며 말을 걸었대.

“하긴 너무 좋은 날씨죠?”

내과의사는 넉 달 만에 처음으로 다정스레 말하는 로키탄스키를 보고 적잖이 놀랐대.

“아~ 예……. 날씨가 정말 좋네요.”

그 의사는 로키탄스키가 무슨 말을 더 할 줄 알았나봐. 그러나 로키탄스키는 더 이상 아무 말도 없었어. 그게 넉 달 동안 들은 로키탄스키의 유일한 말이었대.

이런 일도 있었어. 다루기 힘든 머리뼈를 잡고 연구하던 로키탄스키의 조수가 얼떨결에 중얼거렸어.

“딱딱하기는……. 이거 빌어먹을 보헤미아 사람의 머리통인가 보네.”

아무 말도 하지 않던 로키탄스키가 갑자기 고개를 돌렸대.

“머리통은 딱딱하지만 머릿속만큼은 자네처럼 부드럽다네.”

한 마디 했다고 하네. 하하~.

그러나 말이 없던 그도 '아들 바보'였어. 자식 이야기만 나오면 목소리가 커졌대. 로키탄스키에게는 아들 넷이 있었는데 큰아들 한스는 이름난 오페라 가수였고, 둘째 빅토르는 음악 교사를 하고 있었어. 이제 로키탄스키가 노래를 곧잘 불렀던 이유를 알겠지?

셋째 카를은 산부인과 의사였고, 넷째 프로코프는 의과대학 교수였지.

"우리 아들 녀석들 잘 있지. 두 놈은 소리 지르고 두 놈은 열심히 사람 살리고, 하하~~."

로키탄스키는 현미경으로 보던 시대에 눈으로 보는 병리학을 고집했고, 비르효에 의해 세포에 대한 이론이 세워졌음에도 안타깝게 몸속의 물에 의해 병이 생긴다는 옛날 생각에 빠져나오지 못해 비판을 받았어. 그러나 이제 보면 말이야, 로키탄스키가 내분비학 같은 새로운 학문의 실마리를 제공한 것은 아닐까 생각되기도 해.

로키탄스키는 오스트리아와 스웨덴의 여러 학술원 회원으로 활동하다 의사협회와 인류학회의 회장을 맡았고, 내무부의 의료고문으로 임명되기도 했어. 상원의원과 구의원으로 정치인으로 활동하기도 했고…….

우리 로키탄스키 이야기는 그만하고 족발이나 먹자.

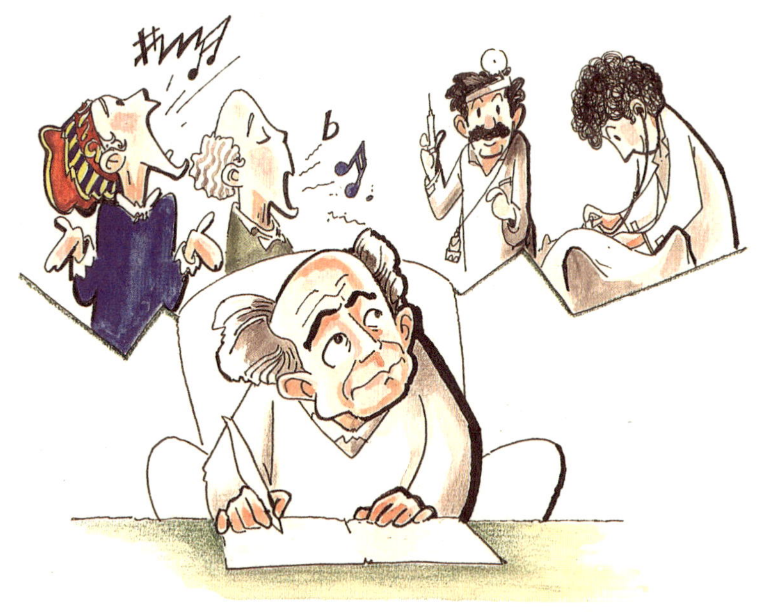

"갑자기 족발을 먹어요?"

보헤미아 음식으로 우리나라 족발과 비슷한 '꼴레뇨'가 있어. 돼지 무릎으로 만든 음식인데, 꽤 맛있어. 빈 대학병원 주변에 로키탄스키를 기리는 '로키탄스키가쎄'라는 거리 부근에 기막힌 꼴레뇨 요리집이 있다고 하던데……. 언제 아빠랑 같이 갈까?

15 사람을 살리거든 나를 욕하라

"아빠, 우리나라 의사 이야기는 없어요?"

아빠가 서재필 이야기를 해 주었지.

"옛날 의사 말이에요."

그렇고 보니 정말 화타나 편작 같은 옛날 의사는 이야기하지 않았네.

그런데 우리나라 옛날 의사에 대해 말하려면 어려움이 있단다. 자료가 없어도 너~무 없어. 그런대로 자료가 남아있다는 허준조차도 최근 들어서야 태어난 해가 정확히 밝혀졌을 정도야. 갑자기 허준이 태어난 해가 십년 가까이 뛸 정도다 보니 의사 드라마나 위인전을 작가가 모두 꾸며 쓸 수밖에 없단다.

뒷이야기도 마찬가지야. 마치 이집트의 이모텝이나 히포크라테스 때처럼 황당한 이야기가 대부분이야.

중국 황제가 병이 들었을 때 의사가 차출되었대요. 그런데 허준이 뽑혀 중국으로 가던 길에 금비녀가 목에 걸려 죽을 뻔한 호랑이를 살려주고……. 이런 투의 이야기야. 그만큼 의사의 신분이 낮고, 아픈 사람을 고치는 의술조차도 천하게 여겼으니 어찌 우리나라 의학이 발전할 수 있었겠어?

"아빠, 궁금해요."

그렇지. 허준이 어디에서 태어났느냐. 이것부터 논란거리야. 1539년 서울에서 그다지 멀지 않은 곳에서 태어나, 그곳에서 줄곧 자랐던 것으로 여겨져. 실제로 소설이나 드라마에서처럼 남쪽이나 북쪽지방 산골에서 자랐던 근거가 없어. 마치 서울 사람인 이순신 장군을 충청도나 전라도에서 태어나 자란 사람으로 잘못 아는 것이나 별로 다르지 않겠지.

의사라는 직업과는 어울리지 않게 허준은 대대로 장군이었던 무인 집안에서 태어났어. 할아버지는 우리나라 동남쪽 바다

를 책임지는 우두머리였었고, 아버지는 평안도 용천에서 높은
관리를 했단다. 허준은 어릴 때부터 부족함이 없이 잘 살아 의
학을 공부하는데 어려움이 없었다고 해.

　어느 정도였냐 하면 말이다. 비록 서자로 태어났지만 힘 있
는 집안이어서 동생은 과거시험에 합격하여 벼슬길에 올라 당
시 권력가의 사위가 되었으니까.

"아빠, 서자가 뭐예요?"

　홍길동전에 나오잖아? 정부인이 아닌 소실이나 첩에서 태어
난 아들이지.

　어릴 때 허준은 동네에서 똑똑하기로 소문이 자자했어. 책읽

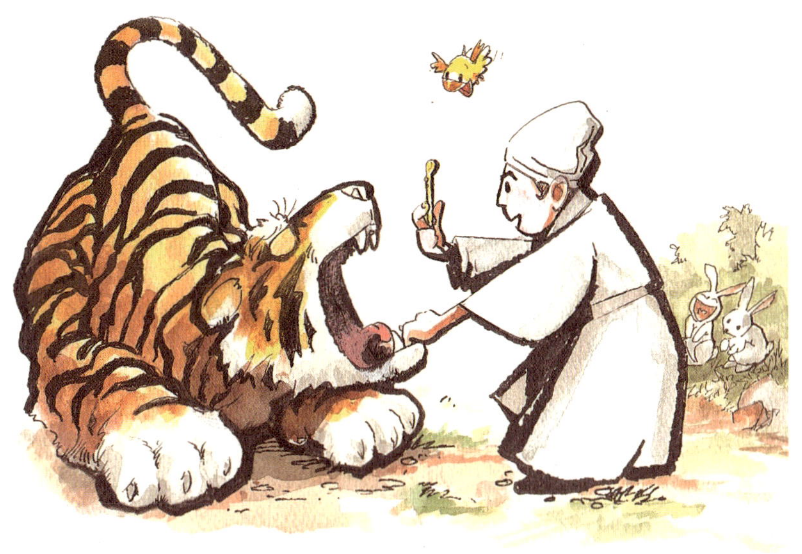

 의학의 달인이랑 식사하실래요?

기를 좋아하여 책이란 책은 보기만 하면 모조리 외웠다고 전해져. 특히 역사책과 의학책을 많이 읽어 나중에 임금도 이렇게 말했대.

"허준은 책을 많이 읽어 아는 게 아주 많아. 그래서 약을 쓰는데 어느 누구보다도 노련한 의사지."

공부하길 좋아하다 보니 새로운 지식에 대한 궁금증이 허준을 의사가 되게 만들었다고 해. 더욱이 어머니가 그때 의학과 글 솜씨로 알아주던 김안국, 김정국 형제의 친척이어서 서로 가까이 지내 의사가 되기 위한 많은 공부를 어깨너머로 배울 수 있었다고 그래.

참! 허준이 아빠랑 비슷한 게 있다. 뭔지 궁금하지? 아빠처럼 젊을 때 신선이 되고자 했던 것 같아. 나중에 그가 만든 대표적인 책에도 바탕에 도교(道敎)사상이 스며들어 있어. 만약 신선이라면 말이야. 아빠가 병원에도 차 대신 구름을 타고 갈 텐데……, 하하~~.

서른 살이 되자 허준은 드디어 김안국의 제자 집안을 도맡는 주치의를 시작하였어. 그 사람은 성균관과 법관의 우두머리까지 지냈던 사람인데 허준은 자기가 읽었던 책을 선물할 정도로 가깝게 지냈어. 그 사람도 유의라 내로라는 의사만큼 아는 게 많아 스스로 병을 치료하곤 했는데, 한번은 얼굴에 난 종기가 낮지 않고 엄청나게 도지자 급히 허준을 불렀어. 그런데 허준이 얼굴을 보더니만 한 마디 했어.

"조금만 참으시면 좋아지실 겁니다."

그는 종기가 너무 커서 걱정이 이만저만 아니었대. 그런데 허준이 단번에 낫게 만들자 놀라 말했지.

"대단한 의술을 가지고 있네. 그런 의사를 세상이 몰라주니 어떡해. 내가 이조판서에게 추천해보지."

그래서 허준은 처음으로 내의원이라고 부르는 왕실병원으로 들어가게 되었어. 이때부터 그는 다른 의사들이 고치지 못하는 병을 술술 고쳐 왕의 주치의까지 오르게 되지.

"아빠! 과거시험을 보지 않았어요?"

그래, 과거시험을 보지 않았어. 우리 윤이가 텔레비전 드라마를 자주 보았는가 봐.

허준은 쉰 살이 넘자 이름난 의사로 발돋움했어. 이렇게 된 계기는 두창이라고 부르는 천연두를 치료하고 나서야.

옛날 우리나라에 말도 되지 않는 일이 있었어. 이상하게도 어린이에게 옮기는 전염병은 약을 쓰지 않고 기다리는 것이 원칙이었다고 해. 특히 천연두는 가장 무서운 병이라 사람들은 행역(行役)이라고 부르며 하느님처럼 무시워했어. 심지어 지혜로운 임금인 세종대왕조차도 왕자가 천연두에 걸리자 귀신이 화내지 않도록 대궐에서 술과 고기를 먹지 못하게 했을 정도였대.

허준은 나을 수 있는 병을 치료하지 않고 죽게 놓아두는 것을 이해할 수 없었어.

"다 큰 남자 열 사람을 돌보기보다 여자 한 사람을 치료하기가 어렵습니다. 여자 열 사람보다 어린이 한 사람을 치료하기가 어렵습니다. 어린이가 많이 앓는 두창이라는 끔찍한 병에 왜 약을 쓰지 못하게 합니까? 이것이 바로 우리나라 백성의 숫자가 늘어나지 못해 큰 나라가 되지 못하는 까닭입니다."

다른 의사들은 천연두는 건드리면 더욱 나빠지는 병이라며 허준을 욕했지만 그는 이렇게 말했다지.

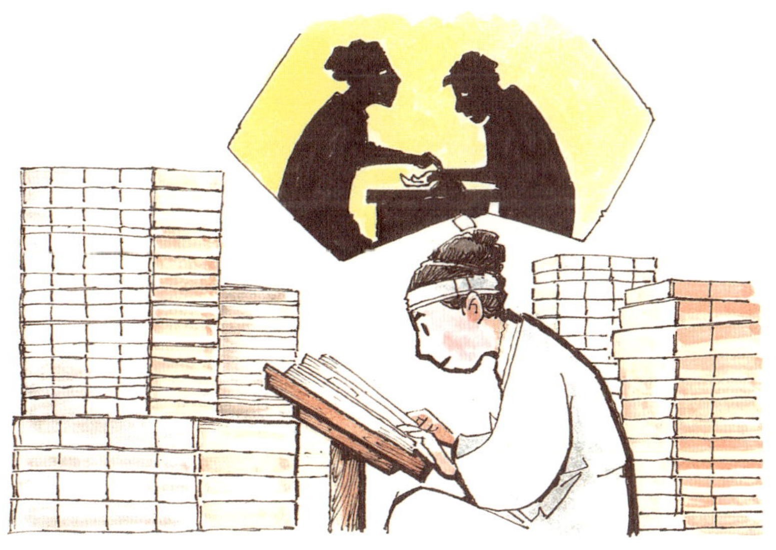

"사람을 살리거든 나를 욕하라."

"정말 짱이에요."

그러던 중 왕자가 천연두에 걸렸어. 왕자는 숨을 몰아쉬며 괴로워하였으나 의사들은 팔짱을 낀 채 아무도 나서지 않았어. 왕자의 목숨은 죽기 바로 직전까지 내몰렸어. 임금은 참다못해 허준을 불렀어.

"왕자를 치료해 주시오."

허준이 치료하겠다고 나서자 많은 의사들이 웅성거렸지.

만약 왕자를 살리지 못하면 많은 의사들이 허준을 뭐라고 나쁘게 말할 지 보지 않아도 뻔했어.

그러나 허준은 단 세 차례 처방으로 왕자를 완전히 낫게 만들어 버렸지.

그리고 나서 허준은 이렇게 소리쳤다고 해.

"빛이나 소리보다 빠르게 낫게 하는 약을 알아냈어."

이후 허준은 천연두를 다스리는 명의가 되었어. 왕자와 공주를 고쳤을 뿐만 아니라, 가난한 서민들도 죽음에서 구해주었지.

"정말 실력이 짱~, 짱~이에요."

허준은 임진왜란이 일어나 많은 관리와 의사들이 왕을 놓아
두고 도망쳤을 때도 끝까지 피난 가는 왕을 돌보기 위해 압록
강까지 따라갔어.

전쟁이 끝난 다음 임금은 허준을 불렀어.

"우리나라를 대표할 의학책을 만들라."

또 이렇게 하라고 했어.

"첫째, 병에 걸리지 않도록 잘 조절하게 가르치고, 약은 다음
으로 할 것. 둘째, 처방이 너절하므로 중요한 것을 간추릴 것.
셋째, 의사들이 드문 시골에서도 치료할 수 있게 우리나라에
흔한 약초를 알려 백성들이 쉽게 깨우치게 할 것."

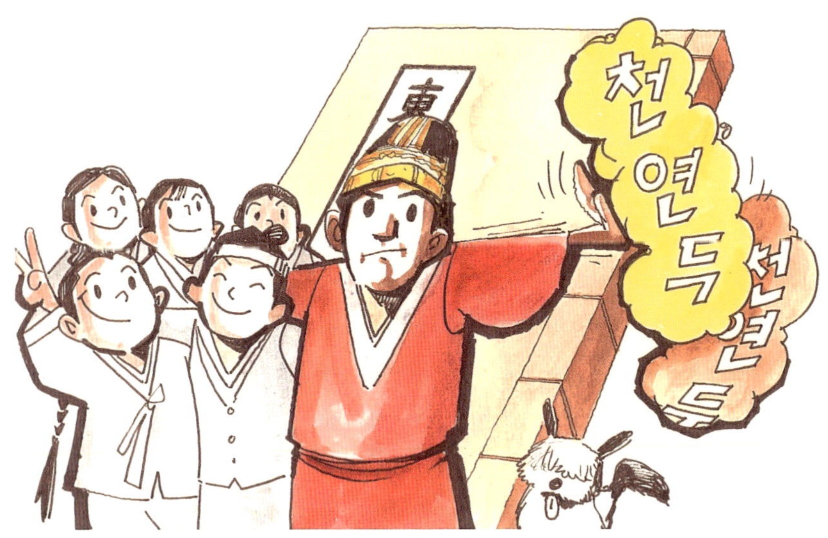

그러면서 임금은 보관하고 있던 의학서적 오백여 권을 내주며 혼자서 책을 만들라고 했어.

"아빠, 그 책이 동의보감이죠?"

우리 윤이 똑똑하네. 그래, 그게 바로 유명한 동의보감이야.

그런데 말이야. 임금은 얼마 안 되어 그만 돌아가셨어.

허준을 시기하던 많은 사람들은 이때다 싶어 목청을 높였어.

"임금을 죽인 의사를 처벌하라. 허준이 제대로 약을 쓰지 못해 왕을 죽게 했다!!"

다음 왕이 된 광해군은 그를 보호하려고 애썼으나 어려웠어. 왕은 허준에게서 왕실 주치의 자격을 빼앗는 것으로 끝내자고 말했지만 막무가내였어. 결국 유배시키는 것으로 마무리하지.

윤아, 광해군이 누군 줄 알아? 허준이 천연두에 걸려 죽어가던 왕자를 살렸잖아. 그때 왕자가 바로 광해군이었어.

너무나 허준을 좋아했던 왕은 남해바다 섬이나 함경도 끝으로 유배를 보내자는 요청을 끝내 거절하고 이렇게 말했지

"아버지와 함께 피난 갔었던 의주로 유배를 보낸다."

"정말 멋있는 왕이에요."

그렇지. 광해군은 중국 땅의 주인이 바뀌는 참 어려웠던 시대에 양쪽을 줄다리기하는 외교를 퍽 잘했던 왕으로 꼽혀.

또다시 광해군은 이렇게 말했어.

"내의원에 실력 있는 의사가 적다. 이제 허준 같은 명의를 불러야겠다."

임금은 그를 여러 차례 불러들이려 노력한 결과, 이듬해 늦가을 다시 서울로 돌아오게 할 수 있었어.

왕실 주치의를 하면서 바빠 책을 쓰지 못했던 허준은 유배지에서 절반 이상을 저술하여 역사에 길이 남을 동의보감을 만들게 돼. 또 두 권의 전염병에 관한 책을 짓고 누구보다 의사를 길러내는 교육에 힘썼어.

허준의 장점은 무엇이냐 하면 말이다. 끊임없이 공부하고 또 노력한 것이지.

"어떻게 알아요?"

음~~, 같은 병에도 처음 치료했던 기록에 적힌 처방하고 동의보감의 처방과는 너무 달라. 허준은 만족하지 않고 공부, 또 공부하여 동의보감이란 멋진 책을 만들고 노력한 결과 이름난 의사가 되었다는 말이야.

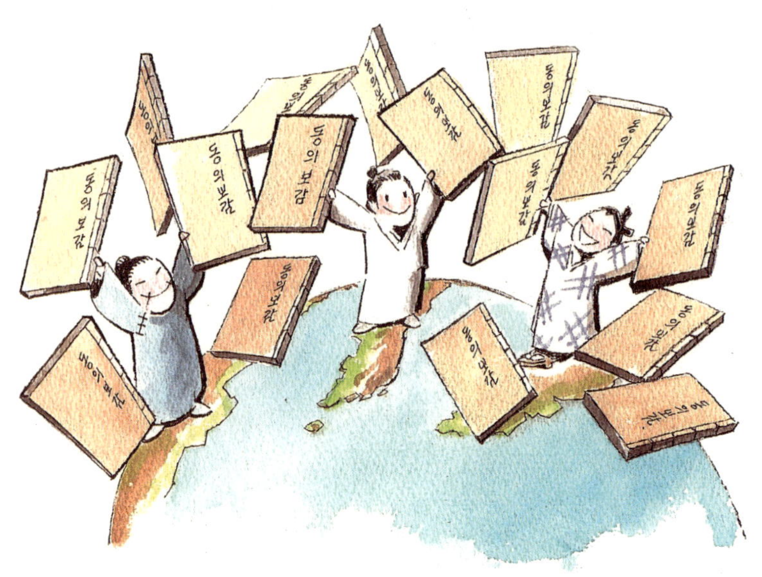

또 하나의 장점은 말이야. 아픈 사람을 살리기 위해서는 눈치를 보지 않았어. 천연두에 걸렸던 왕자를 치료할 때도 그랬고 죽음을 앞둔 늙은 왕을 치료할 때도 마찬가지였어.

허준은 반대에 아랑곳하지 않고 과감하고 솔직하게 더욱 센 약을 처방했어.

허준에게 이렇게 충고한 사람도 있었어.

"적당히 치료하면 실패해도 잘못이 드러나지 않아. 두루뭉술하게 처방하여 책임을 피하도록 해 보게나."

그러나 허준은 왕의 병세가 보통 약으로 고칠 수 있는 단계를 넘은 것을 잘 알고 있었어. 그렇지만 광해군의 말처럼 '죽음을 두려워하지 않고' 왕의 병을 고치기 위해 안간힘을 썼어.

윤아, 참 멋있는 의사지?

허준은 어린이에게 생기는 성홍렬을 천연두, 홍역과 다른 병이라고 세계에서 맨 처음 말한 의사야. 그는 목구멍이 아픈 통증까지 정확하게 말해 세 가지 병을 완벽하게 구분했어.

또 허준이 지은 동의보감은 중국에서도 널리 팔릴 정도로 베스트셀러가 되었어. 일본에서도 두 차례나 인쇄 되었다는구나.

"아빠! 또 빵을 드세요?"

아빠는 어릴 때부터 빵을 먹어 밀가루로 만든 음식이 편해.

정말, 아빠는 마흔 때까지 김치나 고추장을 안 먹어도 살 줄 알았어. 그런데 말이야. 아빠가 외국에 가서 한 달 살다보니 글쎄, 나도 몰래 팝콘을 고추장에 찍어 먹더라구……. 하~하~.

16 붕대만 감았을 뿐이다

유머 감각이 뛰어났던 미국의 레이건 대통령은 치매에 걸려 제정신이 아닐 때도 부인이 유방암 수술을 받자 기자들에게 이렇게 농담했어.

"저희들로 인해 많은 사람들이 일찍 병원에 간다니 기쁩니다."

레이건 대통령은 1981년 워싱턴에서 총을 맞아 암살당할 뻔 했어. 겨우 수술을 받고 살아나서는 놀라 눈이 둥그래져서 쳐다보는 부인 낸시 여사에게 이렇게 말했다지.

"미안해. 몸을 숙이는 것을 잠시 잊었어."

그때 말이야. 총알이 갈비뼈를 뚫고 허파 깊이 박혔는데 가슴을 열지 않고 방사선 기계로 화면을 보면서 상처를 따라 집게를 넣어 총알을 집어 빼냈다고 하지. 꺼내고 보니 끝을 갈아낸 뒤 납에다가 폭발성 유독화합물을 채운 위험한 것이었어.

그런데 말이야. 비슷한 수술을 몇 백 년 전에 했다면 사람들이 믿겠니?

어느 날 전쟁터에서 장군이 어깨에 총을 맞았어. 움직일 때마다 어깨가 결려 총알을 꺼내고자 했지만 뽑을 수 있는 의사는 없었어.

"욱신거려 도저히 못 견디겠어."

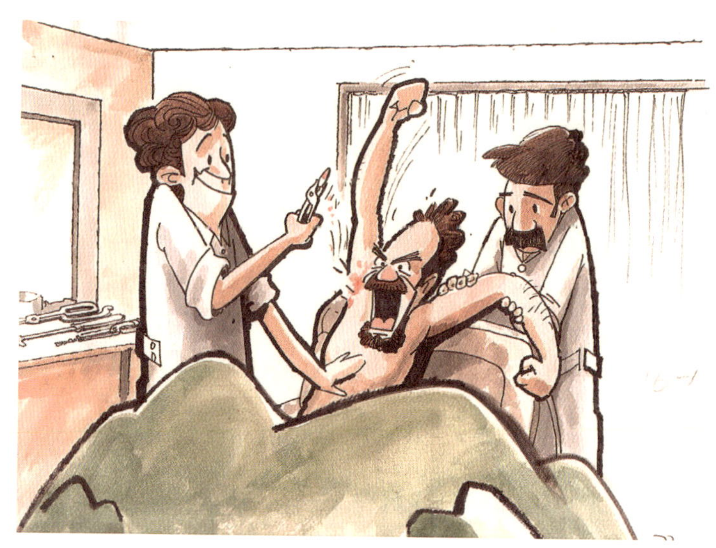

장군은 참다 못 해 의사 이름을 말하며 불러달라고 했지.

"제 아무리 이름난 의사라고 해도 다른 의사들이 뽑지 못한 총알을 어떻게 뽑겠어?"

의사가 나타나자 사람들은 어떻게 할지 궁금했어. 그런데 의사는 대뜸 사령관에게 물었어.

"총에 맞을 때 장군께선 어떤 일을 하셨습니까?"

"전쟁터에서 지휘했었지."

의사는 빙긋 웃더니 다시 물었어.

"어떤 자세로 지휘하셨는지요?"

사령관은 머뭇거리다 자세를 취했어.

"앞으로! 하면서 이렇게 오른 팔을 들고 가슴을 내밀었던 것 같아."

그 말을 듣자마자 의사는 몸을 붙잡게 한 뒤 소독된 집게로 단번에 뽑아버렸대.

"아빠!, 그 의사가 누구예요?"

방사선이 발견되지 않았을 때 마치 방사선 기계가 있는 것처럼 수술했던 의사가 바로 누구냐? 번뜩이는 아이디어로 르네상스를 대표하는 의사가 된 앙브로아즈 파레지. 얼마나 기발한 생각을 했냐 하면 말이다. 지금부터 무려 오백 년 전에 팔다리

 의학의 달인이랑 식사하실래요?

없는 사람들을 위해 로봇처럼 움직이는 팔과 다리를 만들었다더구나.

"팔다리가 움직인다구요?"

그럼, 전쟁에서 팔다리를 잃은 병사들을 불쌍히 여겨 어떡하면 제 몸처럼 사용할 수 있을까 생각하다 고안해냈다고 해.

앙브로아즈 파레는 프랑스 북서쪽 도시의 변두리에서 상자를 만들어 팔던 목수의 아들로 태어났어. 파레의 집은 가난한데다 형제가 적지 않아 어릴 때부터 밥 먹을 때보다 거를 때가 잦았대. 열세 살이 되자 파레는 큰 결심을 하게 되지. 그는 가족의 입을 덜고자 이발의사 밑으로 들어가 이발하는 기술을 배우기 시작했어. 그땐 이발하는 기술을 배우면 밥은 먹여줬거든…….

"쟤 누구야?"

그때부터 파레 주변에는 언제나 이런 질문이 따라다녔어. 무엇이든 성실하게, 또 완벽하게 일하는 그를 사람들이 눈여겨본 게지.

머리와 손재주가 뛰어난 파레는 정말 열심히 공부하여 외과의사가 되었어. 그는 이름난 집안 출신이 아니었기에 파리에

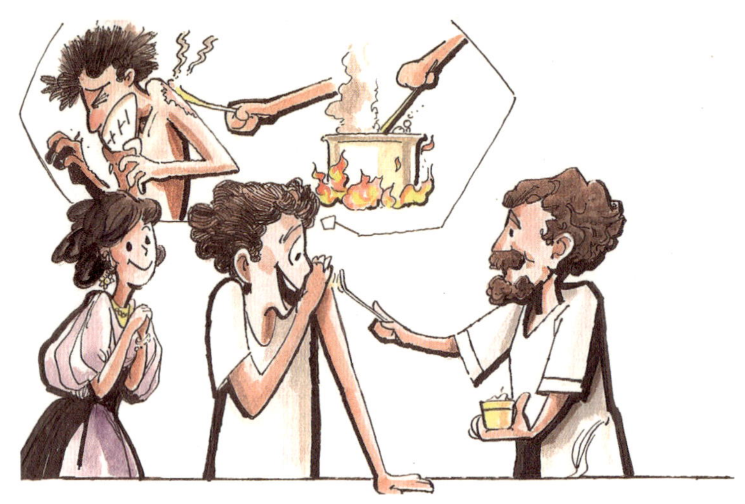

있는 병원에서 잠깐 일한 다음 주로 군의관으로 전쟁터에 나가
능력을 인정받았어.

이탈리아에서 첫 번째 전투가 있던 날이었어. 한 의사가 그
의 재주에 놀라 몬테장이라는 장군을 찾아가 말했어.

"참, 놀라워요. 장군에게는 젊지만 똑똑하고 경험 있는 외과
의사가 있더군요. 파레를 소중히 여기십시오."

결국 파레는 그곳에서 인두로 지지지 않고 핏줄을 실로 묶는
방법으로 개량했어. 그뿐만 아니라, 상처로 총의 화약이 들어
가 기름으로 지지지 않으면 독이 퍼져 죽는다는 교황 주치의의
주장이 틀렸다는 사실도 밝혀냈어. 결국 끓는 기름 대신 자신
이 만든 연고를 발라 수많은 사람을 살려내게 돼.

한번은 북동쪽 프랑스에서 신성 로마 제국과 큰 전쟁이 있었어. 그런데 프랑스 군대가 적군의 위세에 밀려 후퇴하다 그만 성안에 갇히고 말았잖아. 전투는 길어지고 부상자가 늘어나자 정부에선 메스라는 도시로 전령을 보냈어.

"아빠, 어떻게 보냈어요?"

당연히 비둘기*지. 길을 찾는 재주가 있으니까……. 비둘기는 수천 킬로미터 밖에서도 바다와 사막을 건너 정확하게 자기 집을 찾아올 수 있어.

"하나만 보내줄 수 있다. 가장 필요한 것이 무엇인가?"

메스 성(城)의 우두머리는 뜻밖의 편지를 달아 비둘기를 돌려보냈어.

"먹을 것도 화약도 부족하여 버티기 힘들다. 그러나 무엇보다 부상자가 많아 더 이상 싸우기 어렵다. 최고의 의사 파레를 보내다오."

그러나 그때 파레는 군의관을 그만두고 프랑스 왕의 주치의를 하고 있었어. 아무리 다급해도 주치의마저 전쟁터로 보내기는 왕으로서 얼마나 어려운 결정이었겠니?

이를 먼저 눈치 챈 파레는 왕에게 말했어.

"제가 성 안으로 들어가겠습니다."

그러나 적진을 뚫고 들어가는 것은 목숨을 거는 위험한 일이었어. 파레는 대위 한 명만 데리고 적진을 가로질렀어. 부상당한 사람들을 돌보기 위해 몇 번이나 죽을 고비를 넘기고, 짠~ 드디어 포위된 도시로 들어가는데 성공하였어.

"우와! 영화를 보는 것 같아요."

정말 그렇지?

"야! 파레가 왔다!!"

그가 들어가자 사람들은 온 성이 떠나갈 정도로 환호하며 반겼어. 성을 에워싼 적군들은 대체 성안에서 무슨 큰일이 일어났는지 당황했다고 그래. 파레 덕분에 사기가 오른 프랑스 군대는 용감히 싸워 포위를 뚫고 적군을 물리쳤다는 거짓말 같은 이야기가 전해 내려와.

파레는 가는 곳마다 죽어가는 사람들을 살려내는 바람에 프랑스뿐만 아니라 이탈리아나 독일 등 여러 나라까지 이름이 알려져 전쟁터에서도 너무 바빴어. 심지어 스페인과의 전투에서 포로가 됐을 때 어느 의사도 치료하지 못했던 상대방 장교의 다리 핏줄을 수술해 주고 풀려나기도 했어.

파레가 유명해지자 프랑스 최고의 의사였던 실비우스가 파레의 경험을 책으로 만들어내길 권했어. 그래서 파레는 프랑스 말로 첫 번째 책을 내게 돼. 파레는 그 책에 팔다리 없는 사람들에게 나무로 된 단순한 팔다리가 아닌 움직이는 팔다리를 만드는 방법 등 여러 치료법을 기록해 놓았는데, 몇 백 년 동안 그 책과 견줄만한 책이 나오지 않았어.

파레는 이론보다는 현장 경험을 소중히 여겨 자신의 책에 이렇게 적었지.

"스스로 해보고 터득한 것이 아니면 쓰지 않았다."

파레는 엉터리 치료제들을 근거도 없이 대물림하는 것을 막았어. 동물의 위속에 자라는 돌, 미라 가루와 유니콘 뿔 등, 그때 의사들이 사용하던 황당한 치료제들이 모두 효과가 없다는 사실을 실험으로 증명하기도 했어.

더욱이 파레는 아픈 사람의 고통을 먼저 생각하고 죽어가는 사람들에게도 희망을 버리지 않게 만드는 따뜻한 감수성을 가진 의사였어. 가난한 여자들이 애를 낳다 죽는 것을 보곤 거꾸로 선 뱃속의 아기를 돌리는 법을 도입하여 산파들이 맡던 산부인과를 의학의 한 분야로 끌어올렸지.

하여튼 파레는 이발의사 출신으로 처음이자 마지막으로 대학교수가 되었어. 그는 일반적으로 쓰였던 라틴 말 대신 프랑스 말로 강의했는데, 당연히 질투하는 의사들은 이렇게 비웃었다지.

"라틴 말도 모르는 무식한 놈 같으니……."

그러나 머리 좋기로 소문난 파레가 그깟 라틴 말 정도는 쉽게 깨우치지 않았겠어?

"그럼, 왜 프랑스 말을 사용했어요?"

파레는 르네상스의 빗장을 여는 의사였어. 시대를 앞서 가는 사람들은 모두 자신의 나랏말로 책을 내고 강의도 했던 거야. 파라켈수스도 그랬잖아.

파레는 왕이 바뀔 때마다 수많은 사람들이 목숨을 잃던 어지러운 시대에 살았는데, 놀랍게도 네 차례나 연이어 왕의 주치의를 맡았어. 심지어 '성 바솔로뮤의 밤'의 학살이 일어났던 종교전쟁 때는 왕이 직접 파레를 자신의 침실에 숨겨 주어 목숨을 건졌다고 해.

그 뒤 그때 학살을 선동했던 카트리느 왕비조차도 파레를 주치의로 임명했다지 뭐야.

파레는 결국 '르네상스를 대표하는 외과의사' 라거나 '근대 외과학의 아버지' 또는 '영원한 군의관' 등으로 불리게 되지.

역사는 사람을 단순히 업적으로 평가해. 그렇기 때문에 업적에다 인격마저 칭송받는 파레와 같은 의사는 정말 드물어. 그는 겸손하기로 소문이 자자했어.

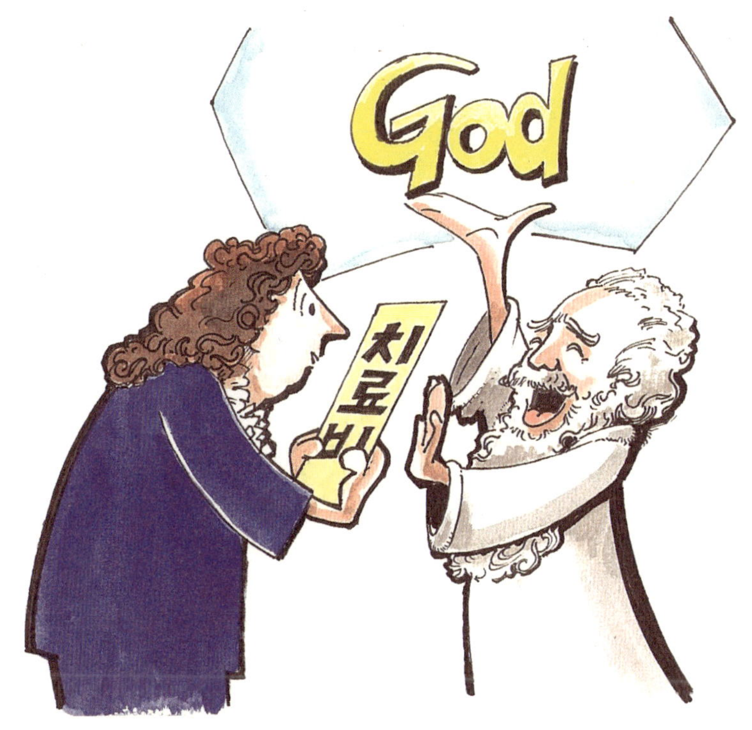

"아빠!!, 파레가 얼마나 겸손했어요?"

드기스라는 공작이 머리를 크게 다쳤을 때 다들 죽을까봐 걱정했었지. 그런데 파레는 단번에 쉽게 낫게 했어.

"어떻게 보답해야 할까요?"

공작이 말하자 파레는 대답했어.

"저는 붕대만 감았을 뿐 치료는 하느님이 해 주셨습니다."

얼마나 멋있는 말이야.

파레가 프랑스 사람이지. 윤이가 아는 프랑스 음식으로는 뭐가 있을까?

"거위간이에요."

그래, 혀에 살살 녹는 거위간 푸아그라가 있지. 프랑스대혁명 때 단두대로 처형되기 바로 전에 마리 앙토아네트 왕비도 마지막 식사로 푸아그라를 먹었다고 전해지는 매력적인 맛이지.

그러나 푸아그라는 원래 프랑스 음식은 아냐. 지금부터 사천 년 전부터 옛날 이집트 사람들이 야생 거위나 오리를 잡아 푸아그라를 먹었다고 그래. 철새가 먼 거리를 날아 이집트까지 가려면 엄청난 영양분이 필요해 스스로 푸아그라를 만들어 쌓아둔 지방질을 분해해 에너지를 얻었거든……. 그래서 이집트 시대부터 자연산 푸아그라는 별미로 꼽혔어. 그러다 거위를 기르면서 강제로 무화과를 먹여 간에 지방이 쌓이는 푸아그라를 만들었다는구나.

"아빠, 거위는 바보에요. 토하면 되잖아요?"

사람만이 많이 먹으면 구역질을 해. 야생에서는 혹독한 기후에 적응하기 위한 양분을 얻기 위해 구역질 반사(gag reflex)가 아예 없단다.

이집트에서 노예생활을 하던 유태인들이 푸아그라의 조리법을 로마 제국으로 가져와 생계수단으로 삼았지. 그러다가 18세기 중엽에 알자스 지방의 유태인 요리사가 다시 요리해 프랑스 구석구석까지 유행시켰다고 하네.

"그러면 파레는 못 먹었겠네요?"

중세 시대에는 과도한 식욕은 나쁘다고 생각해 푸아그라 같은 높은 열량의 음식이 자리잡을 수 없었어. 파레가 살던 르네상스 시대에도 푸아그라는 유행하지 않았지. 지금 파레도 먹지 못한 푸아그라를 우리가 먹고 있는 거야. 하하~~.

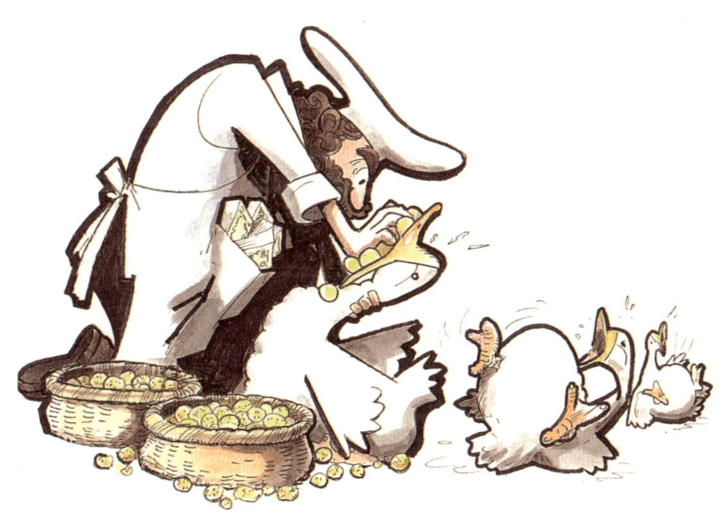

＊비둘기, GPS＊

비둘기가 몇 천 킬로미터 밖에서도 쉽게 집을 찾아오는 이유는 전지구위치파악장치인 GPS(Global Positioning System)를 가지고 있기 때문이다. 현재 선박, 자동차 등에 장착된 GPS처럼 비둘기도 자체적인 GPS가 있는데 성능이 뛰어나 우스갯소리로 'Global Pigeoning System'이라고 부르기까지 한다.

이러한 GPS를 가지고 있는 동물은 비둘기만이 아니다. 철새를 비롯해 어류, 파충류, 바다가재 같은 갑각류, 개미 등의 많은 동물들이 자체적인 GPS를 이용해 정확히 이동할 수 있다. 개나 소 같은 포유류도 마찬가지여서 서울로 팔린 진돗개가 진도의 옛집으로 찾아가기도 한다. 안타깝게도 인간만이 진화하면서 이런 능력이 사라져 길을 잃는 미아가 발생한다. 세계에서 처음으로 1835년 창립한 AFP통신의 전신인 프랑스 아바스통신은 런던과 파리 구간을 훈련된 비둘기로 단 7시간 만에 연결해 주식시황을 속보로 전하기도 했다.

 의학의 달인이랑 식사하실래요?

17 창고지기가 의사보다 좋은 몇 가지 이유

"아빠, 엄마가 어떤 이야기를 할까요? 엄마 이야기가 더 재미있어요."

애들이······. 아빠가 훨씬 더 재미있게 이야기하시지.

자, 엄마가 이야기 시작할게. 오늘의 등장인물은 창고지기를 하다 얼떨결에 의사가 된 순우의 라는 사람이야. 순우의는 태창이라는 나라에서 운영하는 아주 큰 창고를 맡고 있었어. 그래서 순우의를 '창고를 관리하는 우두머리'라는 뜻으로 창공, 또는 태창공이라고 불러. 순우의가 창고지기로 일할 때 이야기야.

순우의는 누구보다 일찍 나오고 늦게 퇴근하는 아주 모범적인 일꾼이었다고 해. 창고에 있는 것이 무엇이든지, 몇 가마가 언제 들어와서 나갔는지 모두 꿰고 있었지. 사람들은 다들 이렇게 말했대.

"어디, 순우의만큼만 해 봐."

그러다보니 몇 개월 만에 창고를 관리하는 최고 우두머리가 되었어. 이때부터 창공이라고 부르게 되지.

그러나 열심인 사람에게는 항상 적들이 들끓어. 의사 제너도 같은 얘길 했잖아. 창공이 지나가면 욕하며 수군거리니 창공도 창고를 지키는 일이 따분하다고 느끼게 되었지.

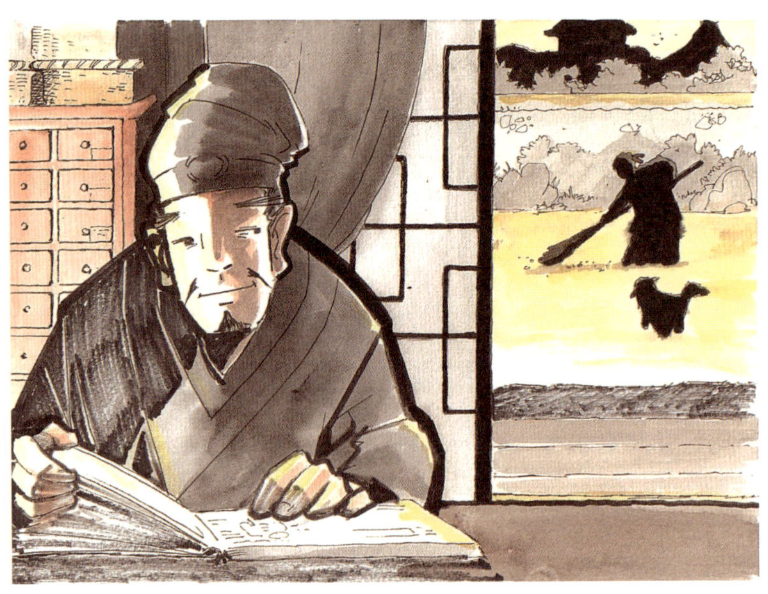

그때 창공은 아픈 사람을 낫게 해주는 의사가 되고 싶었던 어릴 적 꿈이 되살아났어. 그러나 어느 누구도 창공에게 의술을 가르쳐주지 않았어.

"열심히, 공부해 의사가 되면 되잖아요?"

글쎄다. 그렇다면 좋겠는데……, 아리스토텔레스 이야기할 때도 말했지. 그때는 아빠가 의사이어야 아들도 의사가 되는 시대였어. 아빠가 아무도 모르는 비법을 아들에게 전수시켜 주고 그걸 아들이 배우면 의사가 되었지.

그런데~, 창공의 아빠는 의사가 아니었는가 봐.

"엄마! 창공의 아빠는 어떤 일을 했어요?"

무엇을 했을까? 창고지기였을까? 창공은 의사가 되고 싶어 멀리 공손광이라는 의사를 찾아가 가르쳐 달라고 떼를 쓰기도 했대.

그러던 어느 날, 창공에게 기회가 왔어. 엄마가 늘 말했지. 준비된 사람에게만 기적이 일어난다고…….

그 시대에 유명했던 의사로 양경이라는 사람이 있었어. 양경은 일흔 살이 넘도록 아들이 없어 비법을 가르쳐 줄 사람이 없었지.

"이 비법을 누구에게 알려주지?"

그러던 중 양경은 창공이 성실한데다 똑똑하다는 소문을 듣게 되었어.

"창공이 정말 그렇게 똑똑해?"

양경은 창공을 불러 떠 보기로 했어. 어~? 창공은 또렷한 눈빛으로 하나를 가르쳐 주니 열을 아네. 그런데다 다음 날 새벽, 빗질하는 소리에 양경이 잠을 깨니 창공이 이미 마당을 쓸고 밥까지 해놓았잖아.

양경은 창공을 불렀어.

"너, 내 양아들 하지 않을래?"

그때부터 양경은 창공을 양아들로 삼아 아무에게도 알려주지 않았던 신비한 의술을 하나하나 손으로 양파껍질을 벗기듯이 가르쳐 주었다고 해. 의과대학도 육년인데 말이야. 창공은 단 삼년 만에 모든 의술을 다 배웠다고 그러네. 그만큼 창공이 똑똑했다는 말이야.

창공은 드디어 실력 좋다고 소문난 의사가 되었어. 낯빛만 봐도 병을 알아채 사람이 언제 죽을 것인지 금방 알아냈지. 그리고 이때까지 없던 새로운 약을 개발해 쉽게 치료하였다고 전해오지.

창공은 위암을 비롯한 어려운 병까지 술술 낫게 했어. 사람들은 이렇게 말했지.

"창공이 스승보다 나아."

이렇게 소문이 나자 아픈 사람들이 몰려들어 창공은 제대로 잠도 자지 못할 정도로 바쁘게 살았어.

그런데 그때부터 창공이 이상해지기 시작했어. 갑자기 창공이 집을 떠나 한 곳에 머물지 않고 여기저기 돌아다녔던 거야.

그러던 어느 날 밤, 창공은 잠을 자다 그만 가위에 눌려 벌떡 일어났어.

"어, 내가 더 이상 잘 고친다고 소문나면 안 되는데……."

왜냐하면 이름난 의사의 마지막이 모두 좋지 않았거든. 편작 같은 의사도 태의령이 자신보다 이름나고 의술이 뛰어난 것을 시기해 죽여버렸잖아.

"엄마, 태의령이 뭐예요?"

음~, 요즘으로 말하면 대통령 주치의라고 할까.

창공은 아픈 사람들이 몰려올 때마다 자신도 편작처럼 죽을까 봐 겁났던 것 같아. 그래서 창공은 일부러 아픈 사람들을 멀리하고 이곳 저곳으로 도망을 다녔어.

그러던 어느 날이었지. 그날도 몰래 도망 다니는데 누가 창공을 고발했대요. 의사가 아픈 사람을 치료해 주지 않고 신선

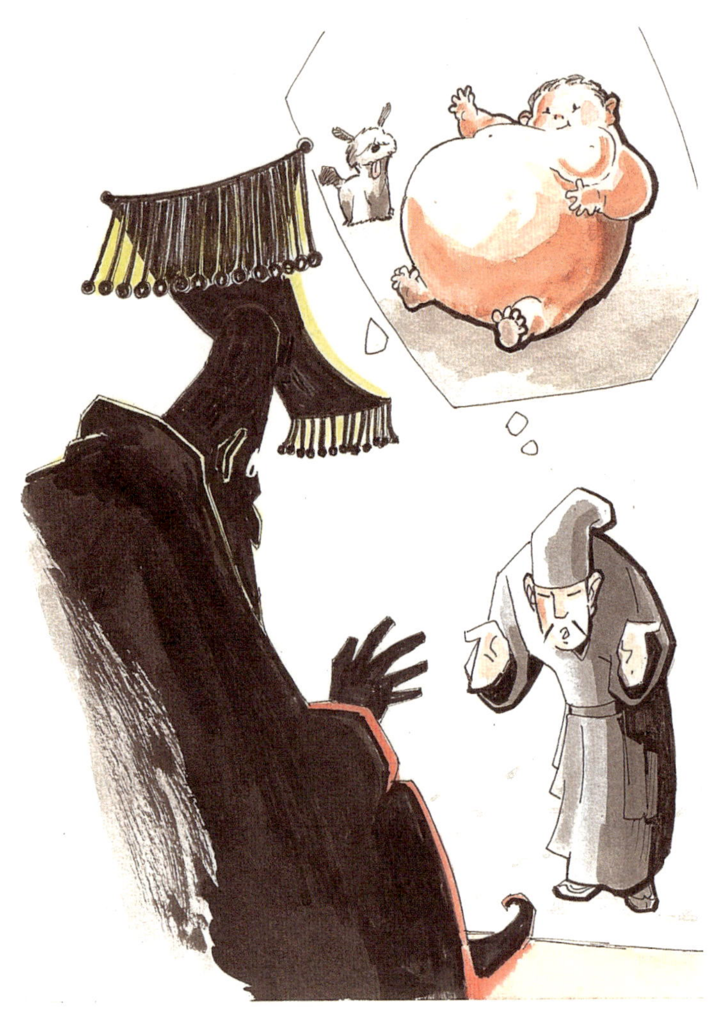

놀음을 하고 있다고 말이야.

"창공이 아직도 창고지기인 줄 알고 있습니다."

결국 창공은 꽁꽁 묶여 도성으로 끌려오게 되었어.

참, 그러고 보니 편작은 아픈 사람을 너무 열심히 진료하다 죽었고, 창공은 너무 게을리 하여 죽게 된 것이잖아.

그런데 창공에게는 딸이 다섯이나 있었다고 해. 그 중 효성이 지극했던 막내딸이 아버지가 죽는 것을 그냥 볼 수 없어 황제에게 아버지의 죄를 대신해 자기가 대신 평생 여종으로 살겠다고 글을 올렸다지.

"아버지가 잘못했다면 제가 죗값을 치르겠어요. 제발 살려주세요."

황제는 '요즘 세상에 이런 딸도 있구나!' 하며 기특하게 생각했어.

"그럼, 창공이 놀지 않고 아픈 사람을 돌보았다는 기록을 적어오라."

드디어 창공이 죽느냐 사느냐를 결정하는 날이 되었어. 하늘은 대낮인데도 어둡고 추적추적 비까지 내렸다나.

"번개도 쳤을 거예요. 엄마?"

우리 윤이가 추임새를 잘 넣어주네. 호호~~.

창공은 자신이 치료했던 사람들에 대해 조곤조곤 말했어. 창공이 말하는 이름이 너무 많아 황제가 말을 끊었어.

"누군가 창공이 죽을 날짜를 틀리게 말했다고 돌팔이라고 하던데……."

"의사가 일러준 대로 밥을 제대로 먹지 않고 운동도 하지 않고 감정을 조절하지 않았기 때문입니다."

창공이 대답하자 황제는 더욱 궁금했어.

"제나라 왕이 아플 때도 당신이 치료하지 않고 도망갔다고 하던데……."

"제가 왕을 낫게 하면 벼슬을 내릴 것입니다. 그렇게 되면 의사로서의 일을 못하게 될까 두려웠습니다."

황제가 다시 물었어.

"결국 치료하지 않아 문왕이 죽지 않았소."

"왕은 살쪄 숨 가쁘고 머리도 아픈데다가 눈이 어둡다고 말

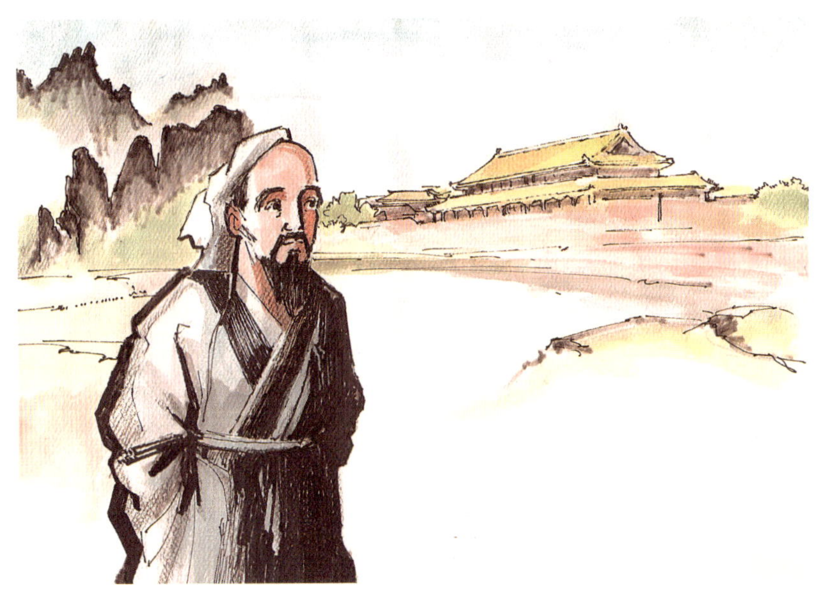

 의학의 달인이랑 식사하실래요?

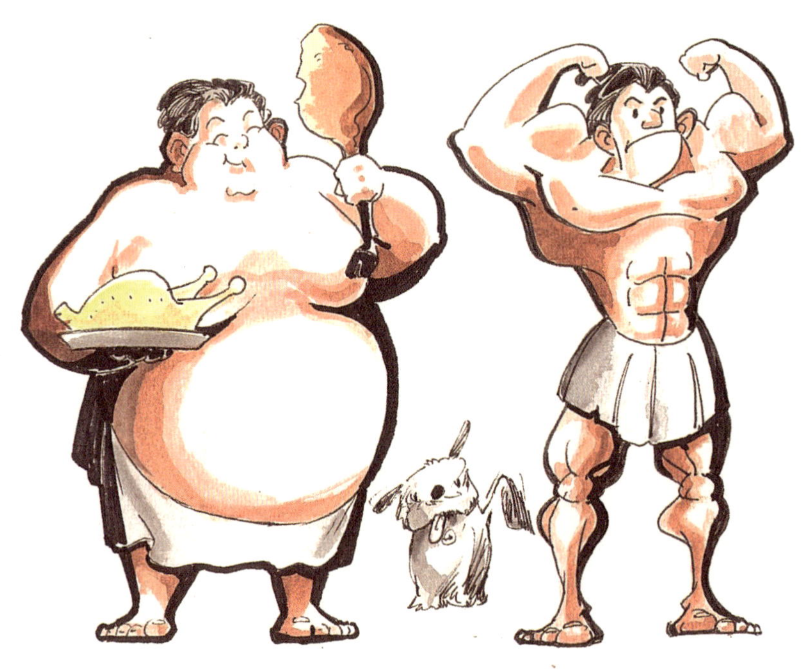

했습니다. 스무 살도 안 된 왕이 이미 걷지도 못할 정도였습니다. 그럴 때는 약이나 뜸을 뜰것이 아니라 운동을 시켜야 하는데, 다른 의사들이 뜸만 떠 아주 나빠졌다고 들었습니다. 젊을 때는 알맞게 먹고 운동으로 몸속에 있는 기를 발산해야 됩니다."

이렇게 말을 하고 나니 황제가 고개를 끄덕였어.

"창공, 정말 실수한 적은 없소?"

"저는 증상을 묻기 전에 아픈 사람의 맥박을 먼저 짚어봅니다. 맥박이 순조로운 사람은 치료가 쉽지만, 약하거나 불규칙

한 사람은 어렵습니다. 저도 맥박을 잘못 짚으면 실수를 저지릅니다.”

황제는 창공에게 말했어.

“당신은 뛰어난 의술과 효녀인 막내딸 때문에 산 것이오.”

창공은 막내딸 덕분에 풀려나 원하던 대로 자유롭게 살 수 있었대.

윤아, 엄마 이야기가 정말 재미있지? 그럼 이제 우리 짜장면이나 시켜 먹자꾸나. 탕수육도 시켜 줄까?

“예~아빠, 빨리 전화하세요~.”

18 몸속을 거짓 없이 보여주고 싶다

윤아, 한때 유럽에는 신성 로마 제국이란 나라가 있었단다. 이 나라는 유럽에서 내로라하는 왕들이 힘을 겨뤄 황제가 되었는데, 한동안 유럽에선 프랑스와 스페인이 가장 잘 나가는 나라였어. 그러다 보니 두 나라 왕들은 언제나 서로 잘났다며 보기만 하면 으르렁댔대.

나중에 앙리 2세가 되는 프랑스 왕자는 여덟 살부터 스페인에서 자랐어. 왜냐하면 아버지가 스페인의 전쟁에서 그만 사로잡히는 바람에 아버지 대신 인질로 잡혀있었던 거야.

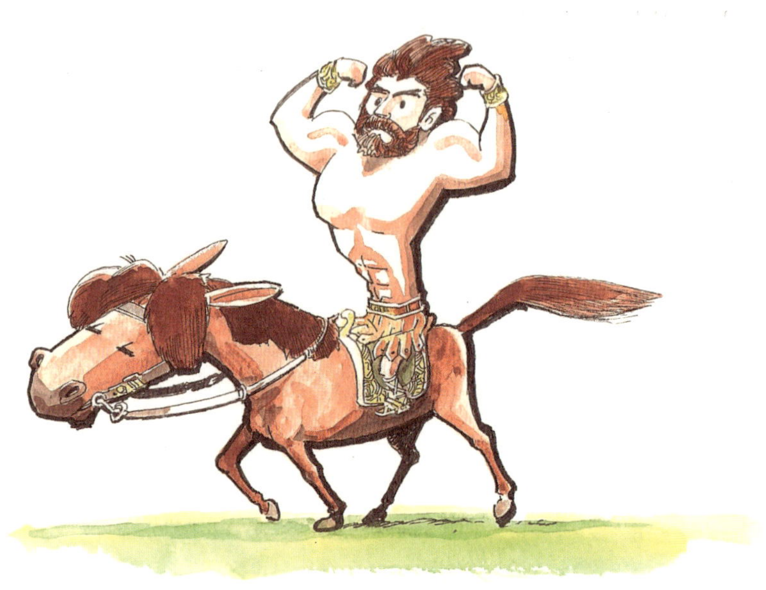

“강하지 않으면 죽는다.”

앙리는 이렇게 중얼거렸대.

그런 앙리가 왕위에 오르자 스페인을 이기려고 벼르고 또 별렀어. 나라를 뜯어고쳐 튼튼하게 만들었을 뿐 아니라, 자신도 운동하여 몸짱을 만들고 기사처럼 말을 타고 싸우기를 좋아해 사람들은 그를 '기사왕'이라고 불렀어.

"아빠, 몸짱 왕이 있었어요?"

그럼~~. 자신을 지키려면 스스로 강해야 한다고 생각했대.

결국 앙리 2세는 스페인과 싸워 크게 이기면서 딸을 스페인에

시집을 보내 스페인 왕*을 사위로 삼게 되지.

1559년 6월 마지막 날, 딸의 결혼과 여동생의 결혼이 겹치자 왕은 기분이 좋아 큰 잔치를 열었단다.

"내가 몸소 말 위에서 겨루겠다."

왕의 갑작스런 행동에 놀라서 모두들 말렸으나 왕은 고집을 거두지 않았어.

그런데 시합에서 의사 노스트라담의 예언대로 창에 한쪽 눈이 찔려 큰 상처를 입게 돼.

"어머? 어떡해요?"

창이 눈을 뚫고 머리 깊숙이 박히자 두 사람의 의사가 달려가 서둘러 창을 뽑고 솜을 넣어 피가 나오지 않게 눌렀단다.

두 사람의 의사가 누구냐? 한 사람은 이발의사로 왕의 주치의가 된 파레였고, 다른 의사는 오늘의 주인공인 베살리우스였지. 두 사람의 명의가 치료했지만 결국 왕은 열흘이 지나 죽고 말았어.

"에이~, 살려야 되는데……."

그렇지? 그러나 왕의 상처는 지금 의술로도 살리지 못할 정도로 심각했어. 그런 왕을 열흘 이상 살린 것도 파레와 베살리우스가 아니었으면 어려웠을 거야.

어, 그런데 당신은 뭘 그렇게 맛있게 먹어요? 아, 홍합이구나. 홍합요리는 토마토를 넣어야 끝내주는데……. 윤아, 홍합요리로 이름난 곳이 어딘지 아니?

"예. 아빠, 어릴 때 살았던 부산이잖아요."

엥? 윤이 말도 맞네. 부산에서는 담치라고 하며 공짜로 주는데 서울에서는 홍합이라며 비싸게 받아서 좀 섭섭하더라구…….

홍합요리가 유명한 나라는 벨기에야. 벨기에에서는 홍합을 물(Moules)이라 불러. 홍합요리는 네덜란드나 프랑스 북쪽에서도 즐겨 먹지.

벨기에는 홍합 말고도 이름난 게 또 있어. 작은 나라에서 세계에서 두 번째로 초콜릿을 많이 소비한대. 무려 삼백 개가 넘는 초콜릿을 만드는 공장이 있어 '초콜릿의 나라'라고 불리곤 한단다.

베살리우스가 바로 벨기에 사람이야. 그는 1514년 섣달 그믐날 태어났대. 태어나던 날 하늘에는 살별이 꼬리를 물고 별들도 유난스레 빛났대요. 그래서 베살리우스의 어머니는 마법의 힘이 있을 거라며 태반을 말려 보관했대.

베살리우스의 집안은 태어난 곳에서 멀지 않은 베젤이라는 동네에서 대대로 의사를 했대요. 그래서 성이 아예 동네 이름 인 베젤이었는데, 나중에 이름을 라틴 식으로 고치면서 베살리 우스가 되었지. 동네 이름이 성이 된 사람, 참 재미있지.

그런데 베살리우스는 어릴 때부터 괴팍한 취미가 있었대요. 작은 짐승들을 잡아 몸속에 무엇이 있나 들여다보는 것이 취미 였어. 개, 고양이, 쥐나 두더지 등을 보이기만 하면 닥치는 대 로 잡아 어머니로부터 야단도 자주 맞았대요. 나중엔 짐승들이

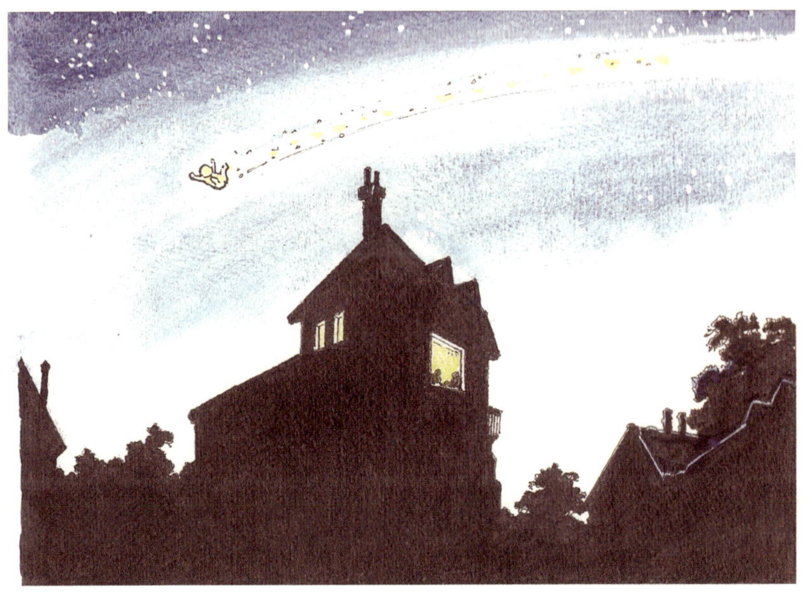

베살리우스의 그림자만 봐도 꼬리를 내리며 도망쳤대.

그런 베살리우스가 열다섯 살이 되자 공부하려고 떠났는데, 프랑스에서는 밥만 먹고 공부만 했을 정도로 열심이었다구나. 친구들은 내성적인 성격에다 침울하게 보일 정도로 말수가 적었던 베살리우스를 보곤 검지를 돌리며 말했대.

"쟤, 조금 이상한 거 아냐?"

또 너무 아끼고 절약해서 구두쇠로 소문이 났대. 그렇다 보니 친구라곤 손꼽을 정도로 적었다는구나.

"아빠, 베살리우스가 그렇게 구두쇠였어요?"

그랬던가 봐. 커다란 도시로 혼자 유학을 왔으니 그럴 만도 했겠지. 그러나 구두쇠라고 불릴 정도로 인색하다는 평가를 받는 데는 베살리우스가 조금이라도 맘에 들지 않으면 물고 늘어지는 독특한 성격도 한몫을 했을 거야.

그러나 친구들이 그를 부러워할 때도 있었는데, 그 이유는 베살리우스가 정말 구하기 어려운 실제 사람의 해골을 가지고 있었기 때문이었어.

베살리우스는 히포크라테스, 갈레노스, 알 라지 같은 옛날 의사를 존경해 알 라지의 저서를 풀어 설명하는 책을 내기도 했어.

"알 라지가 누구더라. 아, 1권에 나오는 책에 맞아 죽은 의사 말이죠?"

그렇지. 베살리우스는 의학을 공부하면 할수록 궁금한 것이 한두 가지가 아니었어. 어느 날 베살리우스는 중얼거렸대.

"어? 그렇지 않은데…… . 잘못된 거 아냐?"

베살리우스는 자신이 알고 있는 것과 책의 내용이 다를 때면 사람의 몸속을 직접 들여다보고 확인하고 싶어 안달했어. 그러나 당시 해부학 실습은 요즘 테니스나 배구 경기장의 심판처럼 높은 데 앉아 막대기로 설명하면 실습대 옆에서 이발의사가 칼로 상처를 내 가리키는 방식이었어.

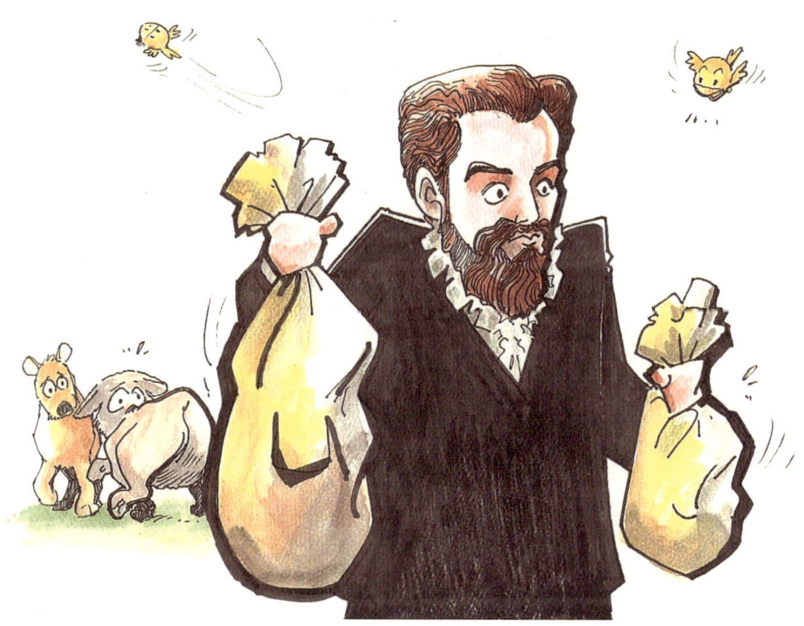

베살리우스는 어릴 때부터 짐승들이 도망갈 정도로 많이 해부해 보았잖아. 세 번째 수업시간에 이발의사 대신 솜씨를 발휘해 교수와 학생들을 놀라게 했지. 그 때문에 해부학 교수는 베살리우스를 아주 뛰어난 학생이라며 추켜세우고 자신의 책을 내는 데도 도와달라고 부탁까지 하게 돼.

그러나 베살리우스는 교수가 가르치는 태도가 마음에 들지 않았어.

"난 교수님이 식사 때 빼고는 죽은 고기를 칼로 자르는 모습을 본 적이 없어."

그래서 가장 제약이 없고 자유로웠던 이탈리아로 떠나 드디어 베살리우스는 스물 세 살이란 젊은 나이에 유럽에서 가장 유명한 대학의 교수가 되었어. 그때 이탈리아로 가던 중 베니스의 화실에서 한 벨기에 화가를 만났는데, 이게 인연이 되어 세상에서 가장 멋있는 책을 펴내게 돼.

이탈리아에서 베살리우스는 그저 멀리서 눈으로 보기만 하던 강의에서 학생들과 더불어 직접 만지며 공부하는 강의로 바꾸었지. 그는 짐승을 해부했던 갈레노스와는 달리, 사람과 짐승 사이의 차이를 샅샅이 파헤쳐 갈레노스의 잘못을 뒤집어버렸어. 이렇게 하다 보니 베살리우스가 가르칠 때면 학생들이 강의실 문짝이 떨어져 나갈 정도로 몰려들었대.

베살리우스는 단번에 스타로 떠올랐어. 그는 이참에 낡은 해부학의 잘못을 모조리 뜯어고치는 새로운 책을 쓰기로 마음먹었어. 죽은 사형수를 몰래 구해 자기 침실에서 밤낮없이 사람의 몸속을 캐내는데 매달렸어. 그때마다 화가는 베살리우스의 해부와 그림을 바탕으로 멋진 그림을 그렸지. 베살리우스는 더 이상 공부할 재료를 구하지 못하자 무덤을 파헤치거나 훔치기까지 했어.

"아빠, 무서워요."

그래, 아빠도 무섭단다. 빨리 밥 먹어야겠다. 이제 좀 징그러운 이야기도 나올 걸~~.

사실 베살리우스의 이러한 행동은 야생 들개와 까마귀와 싸워야 하는 아주 위험한 일이었어. 그러다 보니 다치기도 하고 다른 사람들에게 들킬 때도 있었단다.

"도둑을 잡았다!"

베살리우스는 이 일로 그만 구속될 지경에 이르렀어.

그러나 사건을 맡은 판사는 공부할 재료가 없어 시체를 훔쳤다는 젊은 의사의 말에 놀랐어. 베살리우스의 열정에 반한 판사는 야단치기는커녕 오히려 사형을 집행하는 시간을 조절하여 그를 도와주게 돼.

드디어 다섯 해에 걸친 작업 끝에 서른도 되지 않는 젊은 의사가 그림만도 삼백 개가 넘는 정말 획기적인 책을 펴내게 되지. 베살리우스는 자신의 책을 《거짓말을 하지 않는 우리 몸에 관한 책》이라고 불렀어.

베살리우스가 이 책에 얼마나 공을 들였는지 아니? 구두쇠로 소문난 베살리우스가 이 책을 만드는 데는 전혀 돈을 아끼지 않았어. 얼마나 튼실한 재료를 썼던지 최근까지도 베살리우스의 그림판이 그대로 독일의 대학에 남아있다는구나. 베살리우스는 이탈리아에서도 인쇄할 수 있었으나 더 멋있는 책을 만들려고 마차가 지날 수 없는 알프스 산맥의 좁은 길을 노새 등에 그림판을 싣고 넘어 바젤로 건너갔어.

"아빠, 베살리우스가 고향으로 갔네요?"

아냐, 독일의 베젤이 아니라 스위스의 바젤이야. 이름이 비슷하지? 이렇게 노력해서 만든 책의 내용은 오늘날 봐도 전혀 손색이 없을 수준이야.

베살리우스는 책을 죽은 사람이 아닌, 마치 살아있는 사람의 속을 들여다 본 듯한 숨쉬는 그림으로 가득 채웠어. 그래서 책의 이름을 '일하는 또는 작업하는'이란 뜻의 《파브리카》라고 불렀어.

그러나 권위에 도전한 베살리우스에게 돌아온 것은 좌절이었어. 의사나 종교인들은 입만 열면 베살리우스를 공격했지.

"왜 그랬을까요?"

동료의사들은 자신보다 실력이 나은 사람을 결코 좋아하지 않았어. 또 베살리우스가 종교인들이 싫어할 만한 말을 했거든…….

"남자와 여자의 갈비뼈 숫자는 같다!!"

성경에는 아담의 갈비뼈를 빼내 이브를 만들었다는데, 그렇다면 남자의 갈비뼈가 여자보다 한 개가 적어야 하잖아.

지금처럼 몸에 관한 지식이 없던 시대였기에 사람들은 오히려 베살리우스를 놀려댔어.

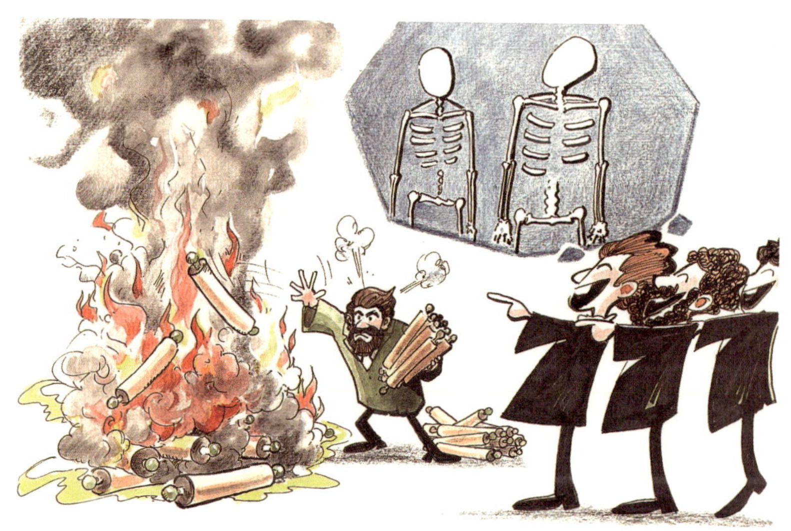

"베살리우스는 무식한 놈이야. 갈비뼈 숫자도 제대로 모르다니!!"

베살리우스는 더 이상 참을 수가 없었어.

그는 모든 기록과 원고들을 쌓아올리고 그만 불을 붙였어.

베살리우스가 잿더미를 보며 얼마나 눈물을 흘렸을까? 흑흑~~.

그는 더 이상 싸우기도 지쳤던지 그 이후로는 전혀 해부도 하지 않고 아픈 사람을 고치는 평범한 의사로서의 길을 걷게 돼. 하지만 베살리우스가 책을 신성 로마 제국의 황제에게 바친 것을 계기로 어릴 때부터 꿈꿔왔던 황제의 주치의가 되었어.

'진정한 과학자는 결혼을 할 수 없다.'

베살리우스는 이렇게 믿고 있었어. 게다가 르네상스 시대의 교수라는 직업은 월급이 적고, 오랫동안 가르칠 수 있는 보장도 없어 가난해 혼자 사는 사람도 많았어.

베살리우스도 황제 주치의가 되어 먹고 살만해지자 느지막이 결혼했어. 그 후 신성 로마 제국의 황제가 죽는 바람에 아들인 스페인 왕의 주치의가 되고 나서, 어느 날 아내와 딸을 벨기에로 보내고 갑자기 성지순례를 떠났어.

왜 순례를 갔는지에 대해서는 말이 많아.

이런 나쁜 말을 하는 사람도 있지. 베살리우스는 자신이 보살피다가 죽은 귀족을 해부했는데 되살아날 조짐을 보였다고 해. 이 때문에 사람을 죽였다며 고소당해 종교재판까지 불려나가야 했대. 겨우 왕이 중재하여 참회하는 여행을 떠나는 것으로 그쳤다고 해. 그러나 그때는 이미 베살리우스가 해부에 대해 진절머리가 났을 때인데, 그렇게까지 했겠어?

아빠가 생각하기엔 말이야. 어느 때나, 어느 곳이나 잘못된 것을 뜯어고치고자 하는 사람에겐 적이 많단다. 파라켈수스만큼 개혁하고자 했던 베살리우스에게도 입만 열면 나쁘게 말했던 사람이 어디 한둘이었겠니?

다른 이야기로는, 이탈리아로 가기 위해서는 순례를 떠나는 방법 밖에 없었다는 거야. 자유로움을 좋아했던 베살리우스에게 스페인에서의 생활은 감옥살이처럼 숨이 막혔대. 그는 왕에게 이탈리아로 돌아가게 해 달라고 간절하게 부탁했으나 거절당했어. 더욱이 이탈리아에 있는 대학으로부터 상당한 월급과 함께 좋은 제의를 받았었다고도 해. 죽기 바로 전에 스페인이 아니라 이탈리아로 가는 배를 탄 사실이나 아내와 딸을 미리 고향으로 보냈던 사실만 봐도 베살리우스가 다시는 스페인으로 돌아가지 않으리라 결심했던 것 같아.

베살리우스는 이탈리아로 가는 뱃삯을 아끼려고 비싸고 좋은 배 대신 좁고 더러운 배를 탔어.

"베살리우스는 구두쇠!!"

그게 화근이었어. 베살리우스가 탄 배는 궂은 날씨에 한 발짝도 앞으로 나아가지 못하고, 한 달이 넘도록 지중해를 떠다녔어. 식량과 물이 바닥이 나자 죽기 직전의 사람들을 배 밖으로 던져버릴 지경에 이르렀어. 하지만 베살리우스는 끈기 하나는 끝내주잖아. 살아야 하겠다며 끝까지 버텼다나. 그러던 어느 날 드디어 폭풍이 누그러지고 멀리 작은 섬이 보였어.

베살리우스는 겨우 땅을 밟았으나 안타깝게도 몹쓸 병에 걸려 싸구려 여관에서 세상을 떠나게 돼. 겨우 쉰 살에 르네상스 시대의 천재 의사가 그리스의 작은 섬에서 보살피는 사람도 없이 홀로 죽었다는 거야.

참~, 어머니가 보관했던 '마법의 태반'은 효과가 없었던가 봐.

오늘 아빠 이야기, 끝~~.

스페인 왕, 펠리페 2세

신성 로마 제국의 황제인 합스부르크 가문 카를 5세의 아들로 1559년 아버지 때부터 오랫동안 싸웠던 프랑스와 카토 갱브리지 조약을 맺고, 앙리 2세의 딸 엘리자베트와 결혼하였다. 원래 공주는 첫째 아들인 카를로스 왕자와 결혼하기로 되어있었는데, 두 나라 관계를 다지기 위해 갑자기 왕비로 바뀌었다. 이에 실망한 왕자는 계단에서 굴러 다친 후 아버지와 싸우다 결국 스물세 살의 젊은 나이에 감옥에 갇혀 죽었다. 이를 소재로 의사 프리드리히 실러가 '스페인 왕자 돈 카를로스'라는 극시를 썼고, 음악가 베르디는 실러의 작품을 오페라 '돈 카를로'로 만들어 유명해졌다. 의사 베살리우스는 카를 5세를 이어 펠리페 2세의 주치의를 하였는데, 베살리우스와 같은 고향인 카를 5세와는 달리 펠리페 2세는 베살리우스에게 살갑지 않았다. 더욱이 1560년대 초 스페인이 지중해에서 오스만 제국과 싸우는 동안 플랑드르 지방에서 독립운동이 일어나는 바람에 그곳 출신인 의사 베살리우스는 스페인에서 외톨이가 되어 순례여행을 떠났다가 죽었다.

19 밤낮을 가리지 않는 톱니바퀴 같아야

어, 누가 닭튀김을 시킨 거야? 아빠가 튀김옷이 두툼한 닭튀김을 좋아하는 것을 어떻게 알았지?

야! 이거 암탉인가 보다. 가슴살이 입안에서 살살 녹네.

"아빠! 사람들은 맛있으면 암탉이라고 그래요. 수탉으로는 뭘 해요?"

그러고 보니 그렇네.

음, 수탉으로 하는 요리도 있어. 코코뱅이 있잖아.

"코코뱅? 코코뱅이 어떤 요리예요?"

포도주에 조린 수탉요리지. 옛 로마 시대에 갈리아로 쳐들어왔던 카이사르는 그 맛을 잊지 못해 나중에 로마로 가서도 코코뱅을 해달라고 졸라댔다는구나. 코코뱅 생각에 잠을 이루지 못한 사람도 있었어. 2차 세계대전 때 브뤼셀로 망명한 프랑스 정치인은 할 수 없이 파리에서부터 코코뱅을 배달해 먹었다지 뭐야. 코코뱅은 참 매력적인 프랑스 서민 음식이지.

아, 참! 코코뱅은 로마인들이 갈리아라고 불렀던 켈트 민족의 고유 음식이야. 지금 켈트 사람들은 '몽생미셸'로 유명한 프랑스 브르타뉴, 영국의 스코틀랜드와 아일랜드에 주로 살고 있지. 로마와의 전쟁 이후 많은 켈트의 전통이 사라졌지만 아직도 켈트의 말과 문화가 더러 남아있단다.

"아빠, 켈트 사람인지는 어떻게 알아요?"

어떻게 말하면 우리 윤이가 쉽게 알 수 있을까? 영어로 알파벳 시(ⓒ)자로 끝나 '악, 엑, 약' 이렇게 발음되는 것은 대체로 켈트 말이야. 코냑, 아마냑 같은 켈트 지명도 있고……. 사람의 성(姓)도 마찬가지야. 가령 맥도날드의 '맥'이라든지……, 맥은 켈트 말로 '아들(자손)'이란 뜻이야.

"그럼 맥아더 장군의 뜻은 '아더의 아들'이란 뜻이겠네요."

그렇지. 오늘 들려주고자 하는 라에네크 같은 경우도 마찬가지로 켈트사람이야. 라에네크는 의사의 상징인 청진기를 발명한 뛰어난 의사야.

"병원에서 쓰는 청진기 말이에요?"

그럼! 라에네크는 뚱뚱한 여자를 진찰하던 중 가슴에서 나는 소리를 어떻게 자세히 들을 수 있을까 생각하다 청진기를 발명했다고 그래. 정말 불편은 발명의 어머니야.

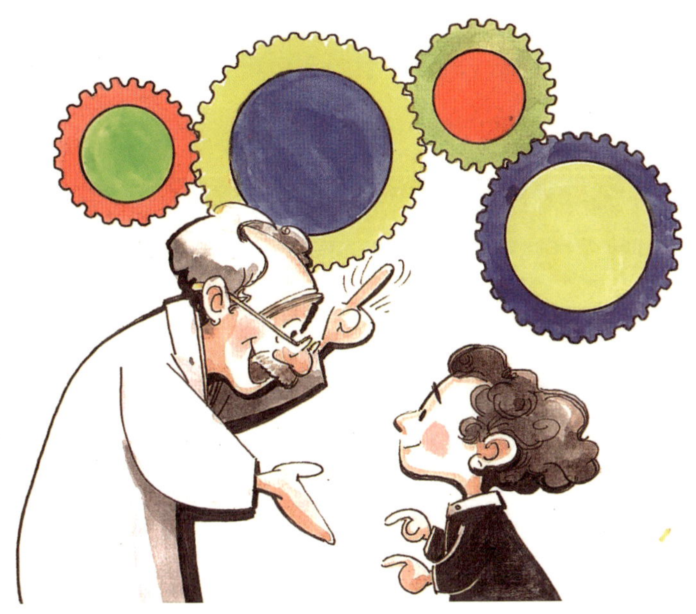

 의학의 달인이랑 식사하실래요?

물론 라에네크가 맨 처음 몸에서 나는 소리로 병을 진단하고자 했던 의사는 아냐. 옛날 바빌로니아 점토판에도 결핵에 걸리면 숨소리가 플루트 소리처럼 들린다고 설형문자로 기록되어 있어. 그렇다면 말이야, 바빌로니아 의사들도 청진기 비슷한 것을 이용했거나 아픈 사람의 가슴에 직접 귀를 대고 진찰하지 않았을까? 옛날 그리스 때도 히포크라테스는 아픈 사람의 몸에 귀를 바로 대어 무슨 병인지 알아냈다고 해.

또 라에네크가 청진기를 발명하기 몇 백 년 전 위대한 이발 의사 앙브로아즈 파레도 가슴에서 나는 소리를 알아내 사람을 고쳤고, 혈액순환을 이야기한 하비라는 의사는 심장의 판막에서 나는 소리를 정확히 표현하였지. 그러고 보면 라에네크 전에도 꽤 많은 의사들이 병을 알아내기 위해 우리 몸에서 나는 소리를 들으려고 애썼다는 것을 알 수 있어.

의사가 아닌 과학자들도 몸속의 소리로 탈이 났는지 아닌지 알아내려고 노력했어. 뉴턴과 함께 영국의 과학을 이끌었던 로버트 후크라는 과학자는 허파 소리와 관절이 뚝뚝거리는 소리를 어떻게 하면 크게 들을 수 있을까 고민했었대.

"아빠, 로버트 후크?"

그래, 전에 이야기했지. 현미경으로 세균을 찾아냈던 레벤후크의 말을 사람들이 믿지 않자 레벤후크 대신 세균을 찾아내 레벤후크를 구해주었던 사람이지.

그러나 실제로 가슴이나 배에 직접 의사의 귀를 갖다 대기는 어려웠어. 더욱이 젊은 여자의 가슴에 귀를 대려고 하면 옆에 있던 남편이 놔둘 리 없었지.

"아유~, 징그러워요."
요런~, 우리 깔끔이!

그래서 숱한 의사들과 과학자들이 몸에서 나는 소리에 관심을 가졌지만 더 이상 나아가지 못했어. 그런데 말이야. 파란 눈과 짙은 적갈색 머리칼을 가진, 작고 마른 전형적인 켈트 사람인 라에네크가 청진기를 발명할 줄 누가 알았겠어? 지금도 라에네크가 태어난 브르타뉴 반도 서쪽 끝의 시골 캉페르에는 시내 중심의 교회 옆에 그를 기리는 동상이 있어.

르네 라에네크는 프랑스 역사에서 대혁명과 나폴레옹 보나파르트가 등장하는 매우 어수선한 시대에 살았어. 어머니가 여섯 살 때 세상을 떠나자 말단 관리였던 허풍선이 아버지는 르네와 동생들을 숙모와 삼촌에게 나눠 보냈어. 그래서 라에네크는 도시에서 의사를 하던 삼촌 기욤의 집으로 가게 되었지.

　도시에 살던 어린 시절, 눈으로 본 프랑스대혁명은 라에네크에게 충격이었어. 삼촌은 감옥에 갇혔고, 집에서 빤히 내려다보이는 광장에서는 하루에도 몇 번씩 단두대 바구니에 목이 잘린 사람의 머리가 넘쳐났어. 단두대로는 많은 사람을 처형하기 어렵자 혁명 지도부에서 '공화국의 결혼'이라며 남자와 여자를 홀라당 벗겨 함께 묶어 강물에 빠뜨려 죽이는 잔인한 짓도 서슴지 않았지.

　이런 사건을 두 눈으로 본 라에네크는 당시 사회적 지위가 높았던 기술자나 변호사가 되려고 했던 꿈을 버렸어.

　"사람을 살리는 의사가 되어야 겠어."

　낭트 대학의 학장이 된 삼촌은 라에네크가 의사가 되겠다고 하자 너무나 기뻤어. 삼촌은 자신의 뒤를 이어 의사가 될 꼬마에게 큰 기대를 가지고 있었던 거야.

　삼촌 기욤은 라에네크에게 늘 이렇게 말했지.

　"열심히 공부해야 한다. 의사라는 직업은 밤낮을 가리지 않고 움직여야 하는 톱니바퀴(사슬)와 같단다."

　라에네크는 정말 열심히 공부했어. 더구나 성실하고 깔끔한 성격과 뛰어난 손재주가 있어 학생 때부터 눈에 띄었어. 나폴레옹의 주치의였던 코르비자르는 병실이든 강의실이든 해부실이든 어디에서나 밤낮을 가리지 않고 라에네크와 마주치자 놀랐어. 교수는 라에네크를 보고 이렇게 중얼거렸다는 이야기가 있네.

"대체 라에네크는 언제 자는 거야?"

"아빠도 그렇게 공부했어요?"

아빠도 그렇게 하고 싶었는데, 잠이 많아서……. 하하～～.

라에네크는 졸업할 무렵 의학부분 일등상과 하나밖에 없는 외과분야의 상을 동시에 휩쓸었어. 또 의사시험을 단번에 통과하고 의학박사까지 받았어. 돈 많은 과부와 결혼하여 갑작스레 법관이 된 요령이 좋은 아버지는 박사논문을 권력자에게 헌정하라고 했지만, 고지식한 라에네크는 정말 고지식하게도 자신

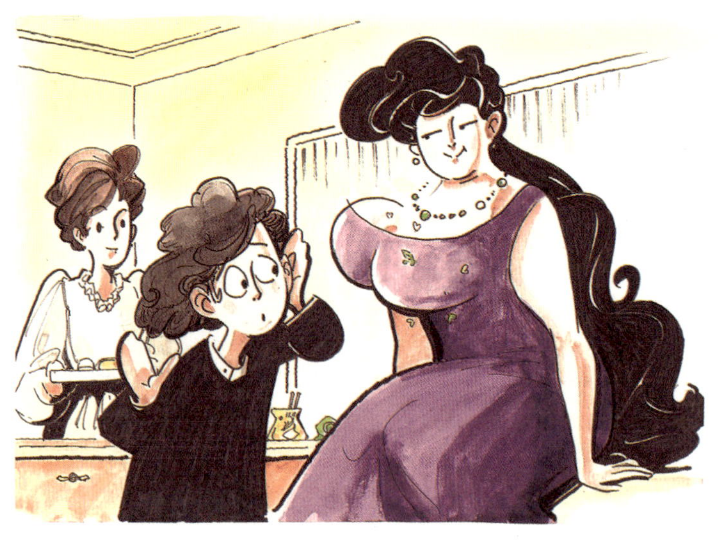

을 공부시켜준 삼촌에게 바쳤어. 글쎄, 이럴 때는 허풍선이 말에 귀 기울이는 것도 괜찮은데 말이야. 내 참!

라에네크는 뱃속 장기를 둘러싼 복막과 가슴속 늑막을 찾아내 복막염과 늑막염이 생기는 원인을 밝혀내고 일약 스타 의사로 떠올랐어. 또 술을 먹어 간이 망가진 사람의 간 색깔이 누렇게 변하는 것을 보고는 황갈색이란 뜻의 그리스어로 간경화(cirrhosis)라는 말을 처음 만들어 사용했어. 지금도 알코올 때문에 생긴 간경화를 '라에네크 간경화'라고 부른단다.

라에네크는 삼촌의 생각대로 삼촌과 함께 병원을 할 정도만 공부하고 내려가려고 했어. 그런데 파리에서도 계속 일등만 하다보니 대학교수가 되고 싶은 욕심이 생겼지 뭐야. 강의 때마다 학생들로 강의실이 넘쳤고, 큰 의학잡지까지 맡았지만 켈트 출신에다 촌사람인 라에네크가 파리에서 교수가 되는 데 도와줄 뒷배는 없었어.

그때 브르타뉴에서 부흥운동이 일어나 켈트의 문화와 언어가 다시 사용되기 시작했어. 켈트 전통에 관심이 많던 라에네크는 모든 것을 포기하고 고향으로 내려가 전쟁터에서 다친 켈트 군인들을 치료하는 데 열중했어.

그러던 중 정말 우연한 기회에 라에네크는 다시 파리로 올라오게 돼. 나폴레옹이 등장한 다음 내무부 차관이 된 고향 친구

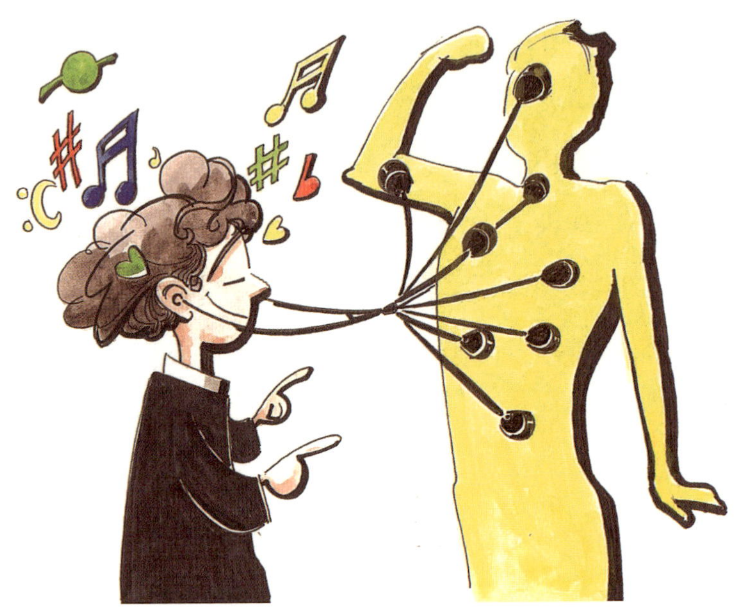

가 라에네크에게 파리 변두리에 있는 네케르 병원을 소개했어.

"아빠, 언제 청진기를 만들어요?"

라에네크가 그 병원으로 옮겨간 날이 1816년 9월 4일이었어. 그런데 열흘도 안 된 13일 라에네크는 역사에 길이 남을 청진 기를 발명하게 돼.

심장병을 앓는 아주 뚱뚱한 젊은 여자가 아프다고 찾아왔어. 심장병을 알아내기 위해 두드려보기도 하고 손으로 만져보기 도 했는데, 지나치게 살찌고 뚱뚱해서 도무지 알아내기가 어려 웠어. 그래서 귀를 갖다대 심장 소리를 들으려고 했지만, 그것

역시도 젊은 여자라서 난처했어.

그때 라에네크의 머리에 플루트를 시작할 때 배운 음향학이 떠올랐어. 참, 라에네크는 꽤 이름난 플루트 연주가로 평생 플루트를 외로울 때나 괴로울 때나 친구처럼 끼고 살았어.

"우리 아빠도 잘 불면 좋겠다."

그래, 아빠도 잘 불면 얼마나 좋을까? 근데 아빠가 음악에는 젬병이여서……. 프랑스에선 중산층을 나누는 기준 중의 하나가 우울할 때 달래줄 악기를 다루는 능력이라고도 하잖아. 우리나라도 앞으로 그렇게 될까?

게다가 라에네크는 어릴 적 기억에서 나무판 한쪽을 긁을 때 반대쪽에서 들으면 소리가 더 크게 들렸던 기억을 살려냈어.

"종이를 말아서 소리를 크게 만들어 보자!"

이런 방법으로 들어보니 직접 가슴에 귀를 대고 들었던 것보다 훨씬 크게 들렸어.

"아니, 심장뿐만 아니라 가슴 속 장기를 모조리 알아낼 수 있겠구나!"

라에네크는 허파에서 나는 소리를 여러 가지로 나누었어. 그는 청진기로 여러 가지 병을 구별하는 첫 번째 의사가 되었어.

사실 그때 청진기는 몸 속 깊은 곳의 소리를 귀로 들을 수 있는 단순한 도구가 아니었어. 청진기가 나오기 전까지 의사들은 아픈 사람에게 단지 어디가 어떻게 아픈지 물어 병을 캐내었지만, 드디어 청진기를 이용해 누구나 같은 기준으로 병을 알아낼 수 있게 되었어. 청진기에 대한 라에네크의 책은 너무 유명해져 영어와 독일 말로 번역되고, 나중에는 온 유럽과 미국까지 널리 알려지게 되었어.

그러나 너무 열심히 일한 탓에 몸은 더욱 쇠약해갔어. 키가 작았던 라에네크는 점차 야위어 튀어나온 이마와 광대뼈 때문에 멀리서도 금방 알아볼 정도가 되었어.

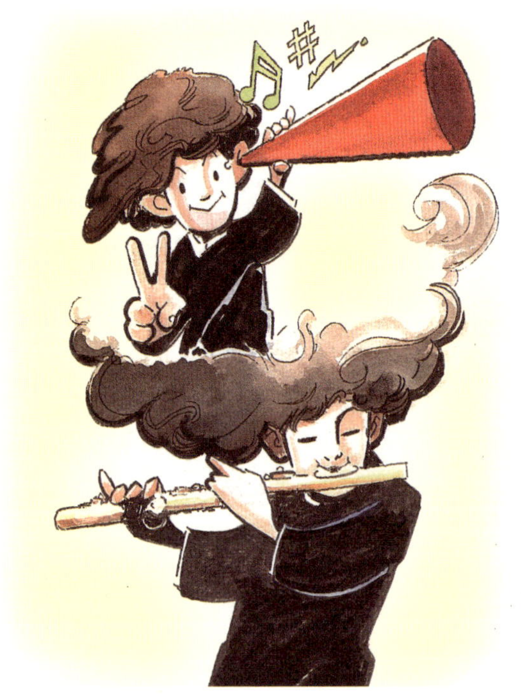

"아빠! 라에네크가 불쌍해요."

결국 라에네크는 동생과 마찬가지로 결핵으로 죽게 돼.

라에네크의 깔끔한 성격은 죽을 때도 여전했어. 그는 손가락에 낀 반지를 빼며 아내에게 말했지.

"내가 빼지 않으면 누군가 나 대신 해야 되겠지요. 다른 사람의 수고를 덜어주고 싶어요."

라에네크는 마흔다섯 살이란 젊은 나이로 죽었어. 청진기는 몇 십 년 후 미국에서 두 개의 고무관을 귀에 연결하는 지금과 같은 형태로 만들어져 이제는 의사라면 누구나 가운에 넣고 다니는 친구 같은 도구가 되었지. 그래서 요즘에는 돌잔치에서 돌잡이용품으로도 청진기가 올라가기도 한다더라.

"청진기가 없을 때는 무엇으로 의사인 걸 나타냈어요?"

청진기가 나오기 전까지 서양이나 이슬람에서는 우리 몸에 있는 물로 병을 알아내고자 했어. 이것을 체액설이라고 하는데, 그러다 보니 오줌통이 의사의 상징이었다고 해. 간단히 말해 '요강' 쯤 되겠지. 요강보다는 청진기가 멋있잖아.

하하~~.

20 공부가 가장 쉬웠어요

"아빠, 초콜릿 받으세요."

오늘이 발렌타인데이구나. 어? 당신은 초콜릿을 안 줘요?

튀어나온 배를 보세요. 일부러 주지 않는 거예요.

하긴 단 과자를 먹으면 살찌고, 살찌면 당뇨가 생기고……, 좋지 않지.

음, 학생들이 처음 실습하러 나오면 병원에선 이렇게 겁을 준단다.

"당뇨병이란 말 그대로 오줌이 달다는 뜻이야. 이렇게……"

당뇨병에 걸린 사람의 오줌통에 손가락을 꾹 찌르지. 그렇게 하곤 입으로 가져가 단맛을 본단다. 모두들 깜짝 놀라 조용해지면 휴지를 꺼내 손가락을 닦으며 다시 말해.

"당뇨병에 걸리면 오줌이 달단다."

가운데손가락을 담그곤 검지로 맛본 걸 누가 알겠어? 하하~.

근데, 당뇨병에 걸리면 단 오줌이 나오는 것을 언제부터 알았을까? 그래서 오늘은 당뇨병을 오줌 맛으로 알아내는 방법을 처음 말한 의사 이븐시나를 이야기하려고 해.

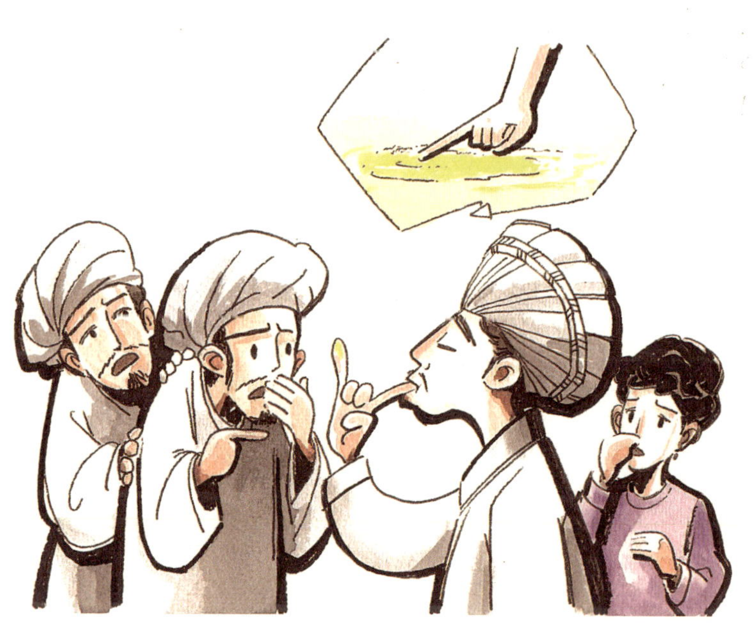

이븐시나는 술을 좋아하다보니 술병을 엎질러 우연히 소독하게 되었다고 나쁘게 말하는 사람도 있지만, 알코올을 처음 소독약으로 사용했고 커피를 즐기며 커피의 효과를 처음 이야기하기도 했어.

"아빠!, 처음으로 한 게 많네요."

그럼, 이븐시나는 정말 똑 소리 날 정도로 똑똑한 의사였지. 이븐시나가 또 한 일이 뭐냐 하면, 음~ 바로 거짓말 탐지기의 원리를 이용해 아무도 고치지 못하던 병을 치료했던 것이야.

어느 날 이븐시나에게 원인을 알 수 없는 이상한 병에 걸린 사내가 실려왔어. 젊은 사람이 갑자기 맥이 빠지고 감각도 무뎌지더니만 이젠 몸을 추스르기도 어렵다는 거야. 그래서 가족들은 사내를 데리고 이 의사 저 의사, 용하다는 의사들을 모두 만났고, 그래도 낫지 않자 이 병원 저 병원 소문난 병원을 거쳐 결국 이븐시나에게까지 찾아오게 되었대.

이븐시나는 힐끗 첫인상을 보더니만 고개를 끄덕였어. 그리고선 바로 손목을 잡고 맥을 짚더니만 숨소리를 들으며 묻기 시작했어. 앵~, 근데 엉뚱하게도 이 동네 저 동네 이름을 이야기하는 거야.

강남구, 강북구, 강서구, 영등포구……, 이렇게 말이야. 가족의 눈빛이 달라지기 시작했어. 이븐시나 정도면 좀 색다른 치료를 할 줄 알았는데, 얼마나 실망했겠어.

어? 근데 어디쯤 말하는데 갑자기 사내의 맥박이 빨라지고 숨이 거칠어졌어. 그러니까 다시 좁은 지역을 읊는 거야. 여의도동, 신길동, 당산동……, 이렇게 말이야. 그러니까 사내의 맥박과 숨소리가 다시 갑자기 빨라지더라나. 그 다음엔 이븐시나가 또 그 동네의 거리를 이곳 저곳 말했어. 그런데 어느 특정한 거리에서 맥박이 다시 빨라지고 숨을 몰아쉬는 거야. 처음에 실망했던 가족들도 심상치 않은 반응을 보고 눈이 동그래지게 되었어.

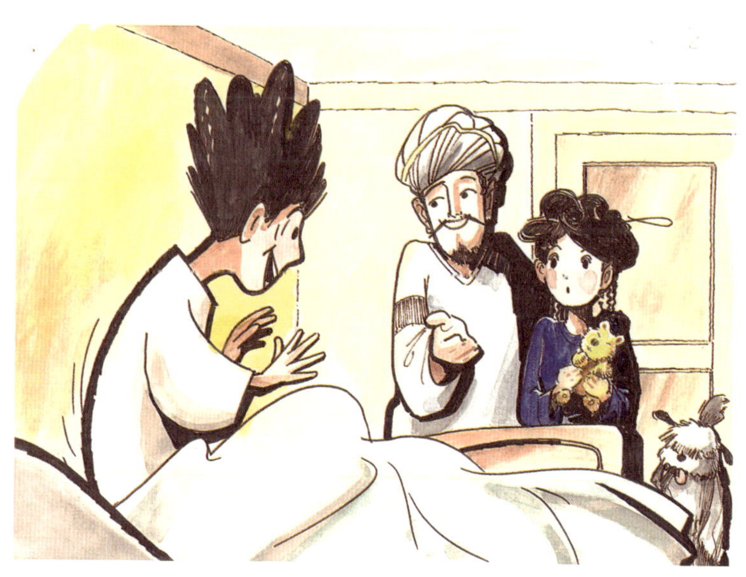

그러자 이제는 이븐시나가 여자 이름을 말하기 시작했어. 그런데 어느 소녀의 이름을 말하자, 남자는 거의 기절할 정도로 허덕였어.

그래서 이븐시나는 그 소녀를 데려오라고 했어. 영문도 모른 채 엄마처럼 예쁜 소녀가 불려오자 젊은이는 단번에 아무 일도 없었다는 듯이 웃기 시작했어. 바로 소녀를 너무 좋아하다보니 생긴 상사병이었지.

정말 사람의 혈압과 맥박을 보여주는 지금의 거짓말 탐지기와도 같은 원리를 이용했다고 볼 수 있어.

"아빠, 그런데 어떻게 소녀의 이름을 알았어요?"

아~, 우리 윤이 이븐시나만큼 똑똑하네. 옛날에는 이름이 지금처럼 복잡하지 않았어. 남자는 갑돌이였고 여자는 갑순이, 꽃분이, 끝순이, 예쁜이……, 뭐 그 정도였지. 하긴 엄마 이름도 학교 다닐 때 여럿이었을 걸. 아네요?

이븐시나는 열 살 때 코란을 한 줄도 빠짐없이 외워 동네를 떠들썩하게 했대. 아버지는 이븐시나의 똑똑함에 놀라 유명하다고 소문난 학자들을 모조리 집으로 불러 이븐시나를 가르치게 했대요. 그런데 마지막으로 한 스승이 이븐시나 아버지를 찾아와 이렇게 말했어.

"아드님이 저보다 더 똑똑합니다. 가르칠 게 없어요."

열여섯 살엔 의사가 되겠다고 하더니만, 내 참, 이렇게 말했대요.

"의학은 참 쉬워요."

이븐시나의 말대로 의학을 공부하자마자 금방 마쳤고, 두 해 뒤에는 아랍과 유럽에 걸쳐 이름을 날릴 정도로 유명한 의사가 되었어. 세 해 뒤에는 드디어 의학에 관한 모든 것을 기록한 다섯 권이나 되는 백과사전을 혼자서 만들기 시작했지.

성격이 화끈했던 이븐시나는 당시 세상에 있던 의학의 모든 것을 책에 싣겠다는 꿈을 가지고 책 이름을 '의학정전(醫學正典)'이라고 붙였지.

의학정전은 무려 백만 단어가 들어가는 분량으로 라틴 말로 번역되어 16세기까지 유럽에서 교과서로 사용됐다고 해. 하여튼 이 백과사전으로 인해 이븐시나는 히포크라테스와 갈레노스와 어깨를 같이하는 최고의 의사가 되었어. 이븐시나 덕분에 아랍은 중세 암흑시대를 맞는 유럽을 대신하여 몇 백 년 동안 세계 최고 수준의 의술시대를 맞이하게 된단다. 그 시대엔 유럽에서 큰 수술이 있으면 아랍의 의사를 불러 수술하기도 했대. 오늘날까지도 유럽 사람들에게 아랍으로부터 받은 가장 큰 혜택이 무엇인가 물으면 으레 의술이라고 대답할 정도야.

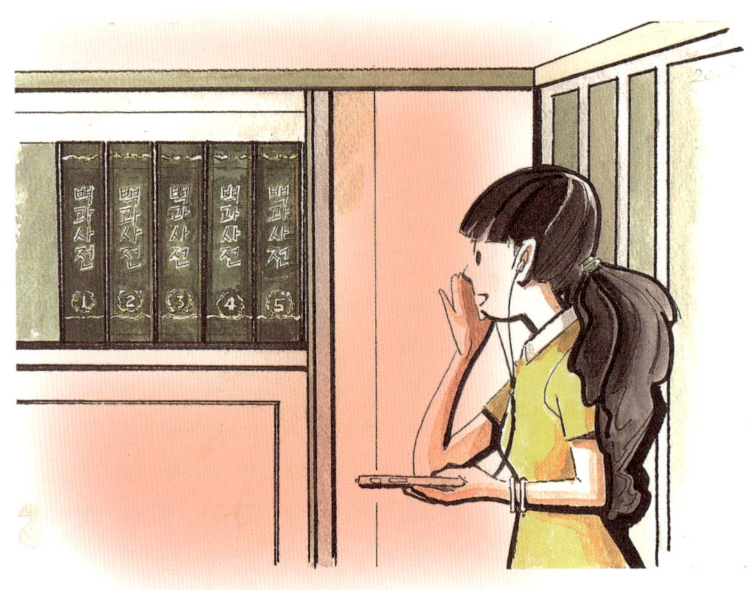

너무 똑똑했던 이븐시나는 의사를 만나기만 하면 이렇게 말했어.

"의사가 무식하다 보면 죽음의 충실한 신하가 돼."

그러니 다른 의사들이 얼마나 싫어했겠어.

"아빠, 왜 그럴까요?"

무식한 의사에게 무식하다고 말을 하면 화를 내지. 똑똑한 의사들은 자기 이야기가 아닌데 왜 화내겠니?

이븐시나는 980년에 지금의 우즈베키스탄의 부하라 부근에서 태어났어. 동네의 우두머리였던 페르시아 사람인 아버지는 집으로 뛰어난 실력을 가진 사람들을 불러 모았대요. 훌륭한 아버지 덕에 이븐시나는 어릴 때부터 유명한 학자들을 만나고 사귀게 되었어.

이븐시나는 열일곱 살 때 아무도 낫게 하지 못했던 왕자의 병을 깨끗하게 치료해 왕립도서관을 자유롭게 드나들 수 있었어. 이 도서관에 책이 4만 5천 권이 있었다고 하니 이븐시나가 얼마나 좋아했겠어?

이븐시나가 얼마나 책을 좋아했는가는 궁궐에 들어와 살라는 왕자의 요청을 거절했던 것으로 알 수 있어. 이븐시나의 책을 옮기려면 무려 사백 마리의 낙타가 필요할 정도로 집에 책이 가득했다고 해.

열여덟이 되자 이븐시나는 이런 시건방진 말을 했어.

"이제 모든 학문을 통달했다. 새로운 것을 조금씩 더하면 문제없어."

닥치는 대로 읽고 외우는데 뛰어났던 이븐시나는 법학, 의학뿐만 아니라 철학을 스스로 깨우쳤어. 스무 살 때는 아리스토텔레스의 《형이상학》이란 책을 무려 마흔 번이나 읽어 외웠다고 하네. 이 책이 유일하게 이븐시나에게 어려워했던 책인데, 그래도 그는 한 철학자가 쓴 해설을 읽고선 그 내용을 완전히 이해했다고 해. 그날 동네 사람들은 이븐시나가 미친 줄 알았대요.

"왜요?"

너무 흥분해 뛰쳐나오더니 미친 듯이 거리를 달음질쳤대요. 그러고선 광장까지 달려가 혼자서 덩실덩실 춤추었다고 해.

공부하여 깨우치는 즐거움이 얼마나 큰지 모르지? 아빠도 우리 윤이가 이븐시나 반만큼이라도 책읽기를 좋아하면 소원이 없겠어.

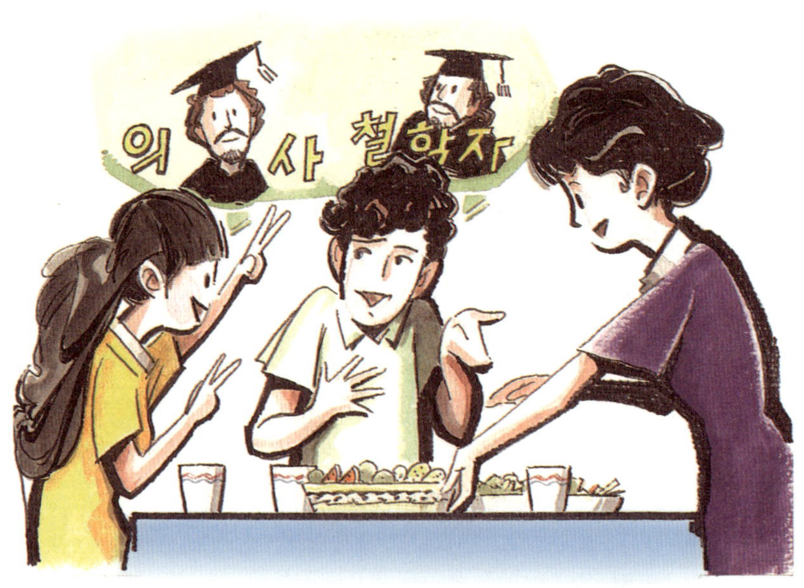

그런데 한 해가 조금 지나서부터 잘 나가던 이븐시나에게 불행이 사나운 날짐승처럼 달려들었어. 갑작스레 투르크 군대가 쳐들어와 그만 나라가 망해버리고 아버지도 죽었지.

이븐시나는 유명하다보니 투르크에서도 잘 대해주었지만, 머물 곳이 아니라고 생각했던 그는 스무 다섯 살 때 부하라를 떠나 방랑길에 접어들었어. 이때부터 잠깐 평온하게 보낸 시간을 제외하고는 죽기까지 서른 해란 긴 세월을 여기저기를 괴롭게 떠돌아다녔어.

여러 곳을 거쳤지만 어느 도시에서도 그가 공부할 수 있는 여건을 마련해주지 못했어. 이븐시나는 다른 왕조가 통치하던 하마단이란 도시에 이르러서야 비로소 살가운 호의를 받아 궁중의원이 되었고, 두 차례나 수상도 맡았고, 또 많은 책을 쓰기 시작했어. 그러나 모함으로 감옥에 갇히고 죽지 않기 위해 자주 몸을 숨겨야 하는 어려운 나날도 있었어.

그러다 우두머리가 바뀌자 다시 떠돌았는데, 이븐시나를 잘 알아주는 이스파한이라는 도시로 가서 마지막 열네 해를 정말 편하게 지내면서 이백오십 편에 가까운 책의 대부분을 완성하게 되지.

그렇지. 전쟁의 소용돌이 속에서 대부분을 보낸 이븐시나는 괴로움을 달래려고 술을 마실 수밖에 없었어. 그러나 너무 마신 술 때문에 한창 나이에 기력이 떨어져 죽음을 맞게 돼. 군의관으로 참전했던 전쟁에서 스스로 치료하였지만 복통에다 심한 탈진으로 쉰여덟 살에 안타깝게 죽고 말아.

최근 프랑스의 유명한 르몽드 신문에서는 서기 천년을 대표하는 학자로 이븐시나를 선정하였어. 그러나 이븐시나가 여러 방면에 뛰어난 천재이다 보니 그를 의사로 할지, 철학자로 할지, 무엇으로 할지 정하지 못했다더구나. 대단하지?

이븐시나는 죽음을 미리 안 듯 이렇게 말했다지.

"몸이란 여행의 목적이 끝났을 때 떠나보내야 하는 짐승일 뿐이야."

"아빠, 너무 불쌍해요."

1. An Alarming History of Famous and Difficult Patients. Richard Gorden, Cutis Brown, London, 1997.

2. An Illustrated History of Medicine. Albert S. Lyons, R. Jeseph Petrucelli, Abradale Press, New York, 1987.

3. An Underground Education : The Unauthorized and Outrageous Supplement to Everything You Thought You Knew About Art, Sex, Business, Crime, Science, Medicine, and Other Fields of Human. Richard Zacks, Doubleday, Broadway, 1997.

4. Der pathologe weiß Alles… aber zu spät. Hans Bankl, Verlag im kremayr & Scheriau, Wein, 1997.

5. Doctors: the Biography of Medicine. Sherwin B. Nuland, Vintage, 1995.

6. Essais sur L'histore de la Mort en Occident, du Moyen Age a Nos Jours. Philippe Arèis, Éditions duer Seuil, Paris, 1975.

7. Eureka! And the other Stories. Adrain Berry, Helicon Science, 1989.

8. Eurekas and Euphorias. Walter Gratzer, Oxford University Press, 2002.

9. Great Feuds in Medicine. Hal Hellman, John Wiley & Sons, 2001.

10. Inspiration Shakes the World. Philip Logan, Richard Logan, Hazard Press, 2002.

11. It All Started With Europa: Being an Undigested History of Europe from Prehistoric Man to the Present, Proving That We Remember Best Whatever Is Least Important. Richard Armour, Mc Graw-Hill, 1955.

12. It All Started with Hippocrates. Richard Armour, Mc Graw-Hill, 1972.

13. Jakten pä sannheten, Eirik Newth, Tiden Norsk Forlag AS, Oslo, 1996.

14. Kokoro Ni Shimiru Tensai No Itsuwa 20. Hirotaka Yamada, Kodansha, 2001.

15. Le Roman du Visage, Nicole Avril, Plon, Paris, 2000.

16. Lebensflut, Gudrun Shury, Reclam Verlag, Leizig, 2001.

17. The Limits of Medicine: How Science Shapes Our Hope for the Cure. Edward S Golub, Crown Publishing, 1994.

18. Matt und elend lag er da: Berühmte Kranke und ihre schlechten Ärzte. Jörg Zittlau. Ullstein Verlag, Berlin, 2009.

19. Mavericks, Miracles and Medicine: The Pioneers Who Risked Their Lives to Bring Medicine into the Modern Age. Julie M Fenster, Carroll & Graf, 2003.

20. Medical Firsts: From Hippocrates to the Human Genome. Robert E. Adler, John Wiley & Sons, 2004.

21. Nobel Sho No 100 Nen. Baba Rensei, Chuokoron-Shinsha, Tokyo, 2002.

22. Pas de fumée sans Freud, Psychanalyse du Fumeur. Philippe Grimbert, Armand Colin/Her Editeur, Paris, 2002.

23. Retrospectoscope, Insight into Medical Discovery. Julius H. Comroe, Jr, Von Gehr, 1977.

24. Si To Dou Mukiauka. Alfons Deeken, Japan Broadcast Publishing, Tokyo, 1996.

25. They All Laughed…: from light bulbs to lasers, the fascinating stories behind the great invensions that have changed our lives. Ira Flatow, Harpercollins, 1992.

26. The Decline and Fall of Practically Everybody: Great Figures of History Hilariously Humbled. Will Cuppy, Nonpareil Books, Boston, 1988.

27. The Greatest Stories Never Told: 100 Tales from History to Astonish, Bewilder, and Stupefy. Rick Beyer, Harper, 2003.

28. The Illustrated History of Surgery. Knut Haeger, Harold Starke Publishers Ltd.(Nordbok International. Madrid, Spain) Canadian Medical Assn, 1998.

29. Hippokrates, Dr. Röntgen & Co. Berühmte Pioniere der Medizin. Christian Weymayr, Bloomsbury Kinderbuch, 2007.

30. 내가 사랑한 세상의 모든 음식. 이숲 편집부(임옥준 등), 이숲, 2010.

※ 그밖에 *Britannica*, *Wikipedia* 등 백과사전, *Science Times*, *Newton*, 여러 의학저널 등 잡지와 인물의 전기를 참조하였습니다.

에드워드 제너(Edward Jenner)

1749년 5월 17일 태어나 1823년 1월 26일 사망했다.

영국 버클리에서 목사의 아홉 자녀 가운데 여덟 번째로 태어나 다섯 살 때 부모를 잃고 누나의 도움으로 열세 살 때부터 의학을 공부하였다. 1770년 헌터로부터 2년간 외과학을 배우고 성 조지 병원에서 근무하였다. 1773년 고향으로 돌아와 병원을 열면서 자연계의 동물을 관찰했다. 1796년 소젖 짜는 여인의 손에서 채취한 우두고름을 8세 소년의 팔에 접종하여 예방접종의 신기원을 열었고, 1798년에 《우두의 원인과 효과에 관한 연구》라는 소책자를 만들었다. 1803년 런던에 우두의 접종 보급을 위하여 왕립 제너협회가 설립되었다. 우두 접종으로 유명해져 시골까지 찾아오는 사람들을 맞이하고 편지에 일일이 답하느라 진료할 시간이 모자라 가난하게 지냈다. 천연두로 인한 사망자가 급격히 감소하자 영국의회에서는 3만 파운드의 상금을 주었다. 1823년에 마지막 논문 《철새의 이동에 대하여》를 썼다. 런던 명예시민으로 추대되었으며 버클리 고향 마을에서 죽었다. 세계보건기구(WHO)는 1980년 5월 8일 세계에서 천연두를 근절시켰다고 선언했다.

파라켈수스(Phlippus Aureolus Paracelsus, Theophrast Bombastus von Hohenheim)

1493년 9월 24일 태어나 1541년 11월 10일 사망했다. 스위스의 의사이자 연금술사로 슈바벤의 기사단 소속 본바스투스 출신의 의사인 아버지 밑에서 아인지델른에서 태어나 어릴 때부터 광산학교에서 금속을 배웠고 광부와 질병에 관심을 가졌다. 아버지에게 의학과 화학을 배웠고, 1510년 바젤 대학에 들어갔다. 그 후 뷔르츠부르크에서 연금술을 배웠다. 1517부터 1526년까지 빈, 쾰른, 파리, 몽펠리에와 이탈리아 여러 곳을 돌아다녔고, 페라라 대학에서 의학을 공부하였다. 스페인, 네덜란드 등에서 군의관을 하였다. 서른다섯 살 무렵 파라켈수스로 이름을 바꾸고 자신을 은둔자라며 '파라켈수스 에레미타'라고 불렀다. 병을 치료할 수 있는 약들이 자연에 숨겨져 있다고 생각해 산화철, 수은, 안티몬, 납, 구리, 비소 등의 금속을 처음으로 의약품에 적용하였다. 1526년 바젤에서 대학교수가 되었으나 1528년 추방당한 뒤 유랑하다 오스트리아 잘츠부르크에서 죽었다. 저서로《대외과학》등이 있다.

파울 에를리히(Paul Ehrlich)

1854년 3월 14일 태어나 1915년 8월 20일 사망했다.

독일의 의사, 미생물학사로 슐레시엔에서 태어나 브로츠와프, 스트라스부르, 프라이부르크, 라이프치히 대학에서 의학을 공부했다. 젊을 때부터 염색에 대해 연구했고 결핵균 염색법으로 코흐 연구소에 초빙되어 면역학을 연구했다. 뒤에 항독소 혈청을 만드는 기술을 개량했고 베를린의 슈테그리츠 혈청연구소의 소장이 되었다. 1899년 프랑크푸르트의 실험치료연구소 소장이 되었고, 혈청 검정법과 면역 단위를 확립하여 오늘날 검정법의 규범을 만들었고, 면역이론으로 측쇄설을 주장했다. 1908년 메치니코프와 함께 노벨 생리의학상을 받았다. 1906년, 스파이엘 부인의 기증에 의하여 연구소를 설립하고, 여기서 색소요법으로부터 화학요법으로 연구하였고, 1910년에는 매독에 대한 화학요법제인 살바르산을 발견하여 화학요법을 개척했다. 1912년에 네오살바르산을 개발하였다. 이듬해 런던에서 개최한 국제의학회 회장으로 추대되었다. 저서로《스피로헤타병의 실험 화학요법》 등이 있다. 1914년 12월과 1915년 8월 두 차례 뇌졸중을 앓고 독일 바트 홈부르크에서 사망했다.

마리 퀴리(Marie Curie, Maria Skłodowska)

1867년 11월 7일 태어나 1934년 7월 4일 사망했다.

프랑스의 물리학자, 화학자로 폴란드 바르샤바에서 태어났다. 제정 러시아의 압정을 겪었으며, 장학사였던 아버지가 폴란드 말로 된 답안을 묵인했다 실직하면서 어렵게 자랐다. 열 살 때 어머니를 잃고 열일곱 살부터 가정교사 등을 하면서 독학하였다. 1891년 파리의 소르본느 대학에 입학하여 수학과 물리학을 전공하였고 가장 뛰어난 성적으로 졸업하였다. 1895년 피에르 퀴리와 결혼하여 프랑스 국적을 취득하였고, 토륨도 우라늄과 마찬가지의 방사선을 방사한다는 것을 발견하고, 그것을 '방사능'이라 명명하였다. 1898년 남편과 함께 최초의 방사성 원소인 폴로늄과 라듐을 발견하였다. 1903년 남편 피에르 퀴리, 베크렐과 공동으로 노벨 물리학상을 수상하여 최초 여성 수상자가 되었다. 1906년 남편이 교통사고로 죽자 남편을 이어 소르본느 대학의 첫 여교수가 되었다. 라듐에 대한 연구로 노벨 화학상을 수상하였다. 장기간의 방사능 연구로 인해 1934년 사망하였다. 1995년 남편과 함께 여성 최초로 팡테옹 국립묘지로 이장되었다.

프레더릭 그랜트 밴팅(Sir Frederick Grant Banting)

1891년 11월 14일 태어나 1941년 2월 21일 사망했다. 캐나다 의사로 온타리오 주의 앨리스턴에서 다섯 자녀 중 막내로 태어나 토론토 대학교의 전신인 의학교에서 공부했다. 1916년에 군의관으로 제1차 세계 대전에 참전한 후 정형외과 의사로 캐나다 토론토의 '아픈 아이들을 위한 병원'에서 근무했다. 온타리오 주의 런던에서 개인적으로 실험하다 1921년 토론토 대학교에서 찰스 베스트와 함께 당뇨병에 대해 연구하였다. 1922년 인슐린을 만들어 열네 살 남자아이에게 주사하여 당뇨병 치료에 성공하였다. 많은 환자를 돕고 싶어 인슐린의 특허를 내지 않고, 단돈 1달러에 토론토 대학교에 팔았다. 인슐린을 발견한 공로로 매클라우드와 함께 1923년 노벨 생리의학상을 수상했다. 1923년도부터 1929까지 '밴팅과 베스트 의학 연구소'의 소장을 지냈고, 1934년 영국 왕 조지 5세로부터 KBE작위(2등급 훈장)를 받았다. 이후 1941년 2차 세계대전에 자원하였으며 영국으로 가던 중 뉴펀들랜드에서 비행기 사고로 얼어 죽었다.

서재필(徐載弼, Philip Jaisohn, 皮提仙)

1864년 1월 7일(고종 1년) 태어나 1951년 1월 5일 사망했다.
보성에서 태어나 논산에서 성장했다. 7촌 당숙의 양자가 되고 19세 때 과거에 합격하였다. 1884년 12월 갑신정변에 참가했고, 삼일 만에 실패하자 일본을 거쳐 4개월 뒤 미국으로 망명하였다. 낮에 일하고 밤에 공부하였으나 고등학교 졸업식에서 고별 연설을 할 정도로 머리가 뛰어났다. 워싱턴의 육군의학도서관에서 일하며, 컬럼비아 의과대학 야간부(현재의 조지워싱턴 의과대학)에서 공부하여 의사가 되고, 병리학 강사가 되었다. 다음해 6월 미국 철도우편사업의 창설자 암스트롱의 딸과 결혼하였다. 1894년 갑오경장이 일어나자 귀국하여 1896년 중추원 고문이 되었고, 4월 7일 《독립신문》을 창간하였다. 미국으로 돌아간 뒤 3·1운동이 일어나자 독립신문 《더 인디펜던트》를 간행했다. 운영자금이 떨어져다시 펜실베이니아 대학의 강사로 나가고, 여러 병원에서 의사로 일하며 자금을 마련했다. 광복 후, 1947년 미군정청 최고정무관으로 귀국하였다가 다시 미국으로 갔다. 6.25전쟁의 소식을 듣고 졸도하여 이듬해 죽었다. 1977년에 대한민국장에 추서되었다.

프리드리히 실러(Johann Cristoph Friedrich von Schiller)

1759년 11월 10일 태어나 1805년 5월 9일 사망했다.

독일의 의사, 시인으로 '질풍노도'의 시기에 괴테와 더불어 독일 고전주의를 완성했다. 독일 남서부 뷔르템베르크 주의 마르바흐에서 태어나 폭군 오이겐이 창설한 사관학교에 입학하여 엄격한 규율 속에 공부하였다. 군의관으로 복무하던 중 처녀작 《떼도둑》을 썼는데 이것이 말썽이 되어 떠돌았고, 평생 동안 가난하게 살았다. 1787년 네덜란드 독립사를 연구하여 1789년 예나 대학의 비정규직 교수가 되었고, 미학, 철학, 역사에 관한 논문을 발표하여 안정을 얻었지만, 학생 수의 감소와 결핵으로 얼마 후 사직했다. 1794년부터 괴테와 사귀었고, 괴테와 함께 독일 고전주의 문학의 쌍벽을 이루었다. 오랫동안 앓던 결핵으로 바이마르에서 죽었다. 대표 희곡으로 《떼도둑》《피에스코의 반란》《음모와 사랑》《발렌슈타인》 3부작, 《마리아 슈투아르트》《오를레앙의 처녀》《빌헬름 텔》 등이 있다. 문학적 천재성으로 인하여 의사 생활을 포기해야만 했던 비운의 의사이다.

테오도르 빌로트(Christian Albert Theodor Billroth)

1829년 4월 26일 태어나 1894년 2월 6일 사망했다.

독일의 외과의사, 음악가로 프로이센의 발트 해 연안에 있는 루겐 섬에서 스웨덴 목사의 아들로 태어나 괴팅겐 대학과 베를린 대학에서 의학을 배웠다. 그 후 랑겐베크의 조수를 하며 주로 외과 병리학에 관한 연구에 몰두하였다. 1856년 베를린 대학의 외과학 및 조직학 교수가 되었고, 1866년에 취리히 대학, 1867년에 빈 대학 외과학 교수가 되어 25년 동안 근무하였다. 주로 오스트리아 취리히와 빈에서 활동하였으며 세계 최초로 인두, 후두, 위장을 수술하였다. 1863년에 발간한 《외과적 병리학 총론과 치료》는 11판이나 중간하였으며 10개 국어로 번역되었다. 1872년 최초로 식도 절제수술에 성공했으며 1881년에는 위암의 유문절제술을 처음 시도하였다. 훌륭한 성품에다 탁월한 가르침으로 우수한 제자들이 온 유럽에 걸쳐 활약하였다. 19세기 말에 유럽을 통틀어 가장 뛰어난 외과 의사로 꼽힌다. 오스트리아 아바치아(현재 크로아티아 오파티야)에서 사망했다.

후루시 베체트(Hulusi Behçet)

1889년 2월 20일 태어나 1948년 3월 8일 사망했다.

터키의 피부과 의사로 오스만 제국의 이스탄불에서 알려진 사업가인 아버지가 사촌동생과 결혼해 태어났다. 어머니가 일찍 죽어 할머니의 손에 자랐으며 레바논의 베이루트에 있는 프랑스 초등학교에 다녔다. 어릴 때부터 프랑스 말, 라틴 말, 독일 말 등 여러 나라 말을 구사해 남다른 재능을 보였다. 열여섯 살에 군의학교에서 의사가 된 후 매독이라는 성병에 관심을 가져 피부과를 전공하였다. 1차 세계대전이 일어나자 군의관으로 참전하였고, 헝가리 부다페스트와 독일 베를린의 사리테 병원에서 피부과를 공부한 다음 1919년 터키로 돌아왔다. 오늘날의 이스탄불 의과대학병원으로 옮겼고, 터키 사람으로는 최초로 교수 직함을 가지게 되었다. 1937년 재발하는 구강 궤양, 외음부 궤양, 눈의 홍채염을 하나로 묶어 베체트병이라는 이름을 붙였다. 하루 종일 연구만 하는 바람에 아내로부터 일방적인 이혼 통보를 받았으며 이스탄불에서 죽었다.

일리야 일리치 메치니코프(Ilya Ilich Mechnikov)

1845년 5월 16일 태어나 1916년 7월 16일 사망했다.

러시아의 생물학자이며 세균학자이다. 황실 경비대 장교의 아들로 러시아의 하르코프(현재 우즈베키스탄)에서 태어났다. 하르코프 대학을 졸업한 다음 원형질을 연구하기 위하여 독일로 가서 뷔르츠부르크 대학에서 공부했다. 헬리고란드에서 해양동물에 대해 연구한 다음, 독일 기센 대학에서 연구했다. 1865년 편형동물을 연구하였고 괴팅겐 대학을 거쳐 뮌헨 연구소의 지볼트 실험실에서 실험했다. 이탈리아의 나폴리에서 오징어와 갑각류의 발생과정에 대한 연구로 박사학위 논문을 썼고, 백혈구의 식균 작용과 면역과의 관계를 발견했다. 1870년 오데사 대학의 교수를 거쳐 1888년 파스퇴르 연구소에 들어가 루이 파스퇴르 밑에서 세균학과 면역학을 연구하였다. 1903년 세균학자 에밀 루와 함께 원숭이에게 매독을 옮기는 데 성공했으며, 노화 현상을 연구하여 유산균을 먹으면 늙지 않는다고 주장하였다. 1908년 파울 에를리히와 함께 노벨 생리의학상을 받았다. 프랑스 파리에서 사망했다. 저서로는 《염증의 비교병리학》《전염병에서의 면역》《인간의 본성에 대한 연구》 등이 있다.

윌리엄 길버트(Sir William Gilbert, Gylberde)

1544년 5월 24일 태어나 1603년 12월 10일(구력 11월 30일) 사망했다. 영국의 의사이자 물리학자로 '자기학(磁氣學)의 아버지'로 불린다. 지방정부의 관리이면서 법조인이었던 아버지 밑에서 잉글랜드 에식스 주 콜체스터에서 성장했다. 1558년 케임브리지 대학교에 입학하여 2년 후 세인트 존스 칼리지에서 의학을 공부한 다음 런던에서 병원을 열어 진료했다. '지구는 하나의 큰 자석'이라고 주장하며 작은 지구 모형의 테렐라(Terrella)를 만들어 과학적으로 증명하였다. 1600년 '전기'라는 말을 처음 사용하였다. 1573년 영국 왕립내과협회 회원이 되었고, 1599년 회장으로 선출되었다. 1601년부터 여왕 엘리자베스 1세의 주치의가 되었다. 여왕이 죽자 제임스 1세의 주치의가 되었으나 몇 달 지나지 않아 런던에서 죽었다. 저서로는 《자석에 대하여》와 《세계에 대하여》가 있다.

빌헬름 콘라드 뢴트겐(Wilhelm Konrad Röntgen)

1845년 3월 27일 태어나 1923년 2월 10일 사망했다.

독일의 물리학자로 프로이센의 레네프에서 태어나 어린 시절을 어머니 고향인 네덜란드에서 보냈다. 취리히 대학에서 학위를 받고 스트라스부르 대학, 기센 대학, 뷔르츠부르크 대학 등의 교수가 되었다. 1895년에 크룩스관을 이용하여 음극선을 연구하던 중 새로운 광선을 발견하고 이것을 '엑스선'이라고 명명했다. 다음해, 황제와 학자들 앞에서 실험하여 럼퍼드 메달을 받았고 작위를 받았으나 반납하였다. 1901년 첫 노벨 물리학상을 수상했으며 상금은 전액 대학에 기부했다. 엑스선에 대한 특허권을 거부했으며, 사람들은 엑스선을 뢴트겐선이라고 불렀으나 뢴트겐은 자신의 이름을 붙이는 것조차 원하지 않았다. 컬럼비아 대학의 초빙을 받아 미국으로 출발하기 직전 1차 세계대전이 일어나 할 수 없이 뮌헨에 정착했다. '진단방사선학의 아버지'라고 불린다. 논문으로 《새로운 종류의 광선에 대하여》 등이 있다. 독일의 뮌헨에서 사망했다.

미셸 드 노스트르담(Michel De Nostredame, Nostredamus)

1503년 12월 14일 태어나 1566년 7월 2일 사망했다.

프랑스의 의사, 천문학자, 예언가로 '노스트라다무스'라고도 한다. 생 레미 드 프로방스에서 의사인 할아버지와 아버지가 세무공무원인 유태인 집안에서 태어났다. 어릴 때 친할아버지와 외할아버지로부터 고전과 역사, 의학과 점성학의 지식을 배웠다. 1522년 몽펠리에 의대에 입학하여 의사가 되었고 피를 뽑지 않는 독창적인 치료방법으로 페스트를 치료하여 유명해졌다. 1534년 첫 아내와 자식들을 페스트로 잃은 뒤 방황하기도 하였으나, 1543년 살롱 드 프로방스에 정착하여 다시 결혼했다. 1550년부터 천문력과 화장품, 식품 등의 실용적인 책를 만들어 더욱 유명해졌다. 프랑스 왕 앙리 2세와 카트린느 왕비를 자문하였으며, 1555년 4행시를 백 편 단위로 모은 예언집 《모든 세기》의 초판본을 간행했다. 1564년 샤를 9세의 주치의이자 고문이 되었고, 2년 후 밀사로 다녀오다가 통풍을 앓아 1566년 7월 2일 새벽, 63세를 일기로 살롱의 자택에서 사망했다. 2년 후 예언집은 완간되었다.

카를 폰 로키탄스키(Karl Freiherr von Rokitansky)

1804년 2월 19일 태어나 1878년 7월 23일 사망했다.

오스트리아 의사, 병리학자로 요한 프랑크 이후 새로운 빈 학파를 대표한다. 오스트리아 쾨니히그래츠(현재 체코의 흐라데츠 크랄로베)에서 태어난 보헤미아 사람으로 진료하지 않고 연구만 하는 의사의 전형을 만들었다. 프라하와 빈 대학에서 의학을 공부하고 1834년 빈 대학의 교수가 되었다. 1869년 빈 과학아카데미 회장을 지냈고 취리히 대학에서 박사학위를 받았다. 1874년에는 남작을 받았다. 질병의 원인을 알아내기 위해 시체를 해부해야 한다고 주장하였으며, 10만 건이 넘는 병리해부 기록을 세웠다. 자신의 관찰을 상세히 기록하여 1842년부터 1846년에 걸쳐 세 권의 책을 출판했다. 질병에 의해 생긴 장기의 변화를 기초로 질병 분류체계를 세웠고, 환자를 진료하는 의사의 입장에서 저술한 《병리해부학 핸드북》은 특히 많은 이들의 주목을 받았다. 현미경을 사용하지 않고 맨눈으로 보는 부검을 선호하였고, 체액설에 몰두하여 비르효의 비판을 받기도 했다. 빈에서 천식 발작으로 사망했다.

허준(許浚)

1539년(중종 34년)에 태어나 1615년(광해 7년) 11월 상순에 사망했다.
자는 청원, 호는 구암. 무관으로 용천부사를 지낸 허론의 서자로 태어났
다. 경상우수사를 지낸 허곤이 할아버지이며 이복 형 허옥은 내금위, 동
생 허징은 문과에 급제하여 승문원에 있었고 선조 때 영의정이었던 노수
신의 사위로 명문가의 자손이다. 어려서부터 좋은 교육을 받아 경전과 사
서 등에 밝았고 도교의 노자, 장자 사상에 심취하였다. 유희춘이 1569년
이조판서에게 추천해 내의원으로 들어가 의학에 밝은 왕 선조를 치료하
여 신임을 얻었으며, 1590년 광해군의 두창을 치료하여 이듬해 당상관으
로 초고속 승진을 했다. 선조의 명을 받아 도교를 배경으로 《동의보감》을
쓰기 시작하여 광해군 때 완성했다. 1606년 정1품인 보국숭록대부가 되
려고 할 때 사간원과 사헌부의 반대로 뜻을 이루지 못했으나, 죽은 후 보
국숭록대부에 추증되었다. 파주 목사를 하다 일흔 여섯에 한양(또는 파주)
에서 죽었다. 저서로는 《동의보감》을 비롯하여 《언해구급방》《언해두창집
요》《언해태산요집》《벽역신방》《신찬벽온방》《찬도방론맥결집성》 등이
있다. 《동의보감》은 2009년 7월 31일 유네스코 세계기록유산으로 등재
되었다.

앙브루아즈 파레(Ambroise Paré)

1510년경 태어나 1590년 12월 20일 사망했다.
프랑스 외과의사로 북서부 라발 부근의 부르제르생에서 목수의 아들로 태
어나 이발소 견습공으로 있다가 오텔 듀 병원에서 3년간 외과를 배웠고,
1536년 프랑수아 1세 – 카를 5세와의 전쟁에 참전했다. 이탈리아 북부
에서 기름 소작법을 중지하고 계란과 장미유와 테레빈유 등으로 연고 치

료법을 개발하고 혈관을 묶는 등 획기적으로 치료하였다. 1541년 파리로 돌아가 총상치료에 관한 책을 저술하였다. 1545년부터 파리 대학 해부학 교수 뒤부아(실비우스) 밑에서 배우고, 1552년 다시 출정하여 국왕 앙리 2세의 주치의로 임명되었으며, 1554년에는 생콤 외과학원의 회원으로 추천되었다. 그 후 프랑수아 2세, 샤를 9세 등의 주치의를 역임하였고, 1563년에는 외과의 우두머리로 임명되었다. 외과수술법을 많이 개량하였기 때문에 '근대 외과학의 아버지'로 불리며, 경험을 바탕으로 프랑스어로 쓴 《파레 전집》을 출간하였다. 책에는 팔다리 없는 사람들을 위한 의지를 만드는 법 등 많은 새로운 지식이 들어있는데, 몇 백 년 동안 그의 책과 견줄만한 책이 나오지 않았다. 여든 살 때 파리에서 죽었다.

순우 의(淳于意)

서기전 215년 출생하여 서기전 150년 사망했다. 중국의 의사로 제나라 태창(나라의 창고)의 장관을 지내 창공이라고 한다. 진시황 7년에 산동성 임치에서 태어났으며 책읽기와 의술을 좋아하여 스스로 공부하다 공손광(公孫光)에게 배웠다. 한나라 고후 8년 공손광의 소개로 같은 마을에 살던 일흔 살의 공승(8품의 벼슬) 양경을 만나 의술을 높여, 얼굴에 나타난 오장의 빛을 관찰하여 병을 진단하고 약물로 치료하였다. 한나라 문제 13년에 시기하는 의사들이 고소하여 육형(손발과 코를 베고 먹실을 넣는 형벌)을 받기 위해 장안으로 압송되었으나 딸 제영(緹縈)의 간청에 의해 풀려났다. 이 사건을 계기로 하여 문제는 육형의 법도 폐지하였다. 딸과 함께 자유롭게 살다 한나라 경제 7년에 사망했다.

안드레아스 베살리우스(Andreas Vesalius, Andries Van Wesel)

1514년 12월 31일 태어나 1564년 6월 사망하였다.

벨기에 브뤼셀에서 태어나 1528년에 루뱅 대학에서 공부하였다. 왕실 약제사였던 아버지가 신성 로마 제국의 카를 5세 밑으로 가면서 아버지를 따라 1533년부터 3년간 파리 대학을 다니다 루뱅 대학으로 옮겨 의사가 되었다. 졸업 논문은 라제스의 아홉 번째 책에 관한 것이었다. 베니스에 잠시 있다 23세에 이탈리아 파도바 대학에서 해부학과 외과 교수가 되었고 볼로냐와 피사 대학에서도 강의했다. 1539년에 파두아의 판사가 사형수의 시체를 해부할 수 있게 해주었고, 1541년에 볼로냐에서 갈레노스가 인간을 해부해서 알아낸 것이 아니라는 것을 알고, 화가 칼카르(Jan Stephan van Calcar)의 도움을 받아 1543년에 스위스 바젤에서 일곱 권으로 된 《파브리카》를 출간했다. 카를 5세의 주치의가 되고 스페인 왕 펠리페 2세의 주치의를 하면서 평생 연금을 보장받고 궁중 백작으로 임명되었다. 1564년 성지순례를 갔다 그리스의 자킨토스 섬에서 병으로 죽었다. 저서로는 《파브리카Fabrica》, 요약본인 《메피토메》 등이 있다.

르네 라에네크(René - Théophile - Hyacinthe Laënnec)

1781년 2월 17일 태어나 1826년 8월 13일 사망했다.

프랑스의 의사로 청진법의 창시자이다. 브르타뉴의 캥페르에서 태어나 어린 나이에 어머니를 잃고 14세 때 낭트에서 개업하고 있던 숙부에게서 처음 의학을 배웠다. 1801년 파리의 샤리테 병원의 의학교에 들어가서 나폴레옹의 주치의였던 코르비자르에게서 의학을 배워 의사가 되었다. 1806년 보종 병원에 근무할 때 병리해부학에 관한 많은 논문을 발표하였다. 그 후 3년 동안 청진 결과를 죽은 후와 비교하여 어떠한 병에서 나오는 소리인지 알아냈다 1808년 코르비자르가 아우엔부르거의 타진법을 다시 사용하자 가스파르 로랑벨이 귀로 직접 듣는 청진법을 진단방법에 추가했다. 친구 로랑벨이 죽은 후 1816년 청진기를 고안해냈다. 1823년 파리 의과대학 교수가 되었다. 질병이란 무엇이고 어떻게 접근해야 하는가에 대한 의철학 견해를 밝혔다. 결핵이 악화되어 고향으로 돌아와 죽었다. 저서로는 《간접 청진법에 대하여》 등이 있다.

이븐 시나(Ibn Sīnā, 아비세나 Avicenna)

980년경에 태어나 1037년 1월경에 사망했다.

페르시아 의사, 철학자로 현재 우즈베키스탄 부하라 부근의 아프샤나에서 태어났다. 시아파의 이맘 이스마일의 자손으로 어릴 때부터 뛰어나 열한 살에 이미 코란과 아랍 고전을 배웠으며, 이슬람의 법학, 철학, 자연과학, 논리학, 기하학, 의학 등 거의 모든 학문을 섭렵했다. 18세에 유명한 의사가 되어 통치자 누흐 이븐 만수르의 주목을 받아 궁정으로 갔다. 많은 희귀본을 소장한 왕실의 도서관을 자유로이 이용하여 21세에 첫 번째 책을 저술했다. 그 해에 아버지가 사망하자 고향으로 돌아갔다. 후학들에게 논리학과 천문학을 가르쳤으며, 첫 저작인 《의학정전》의 일부를 저술했고, 라이로 이주해 의학 연구에 전념해 《치유의 서》등을 완성했다. 《의학정전》은 17세기경까지 유럽 의과대학의 교과서로 사용되었다. 이스파한으로 옮겨 연구에 전념했다. 주위의 충고에도 불구하고 몸을 아끼지 않고 공부하였으며, 결국 쉰여덟 살 때 하마단에서 죽었다.

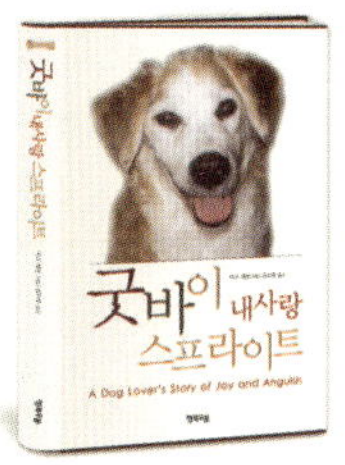

굿바이 내 사랑 스프라이트

마크 레빈 지음 / 김소향 옮김 / 고급 양장본 / 260쪽 / 9,500원

몸의 여러 질병에도 불구하고 주인에게 기쁨과 위안을 주려는 스프라이트의 노력, 안락사를 시켜야 할지를 두고 고민하는 가족들의 착잡한 심정, 스프라이트를 떠나보내면서 가족들이 흘리는 눈물, 주위 사람들이 보내주는 위로의 편지들…

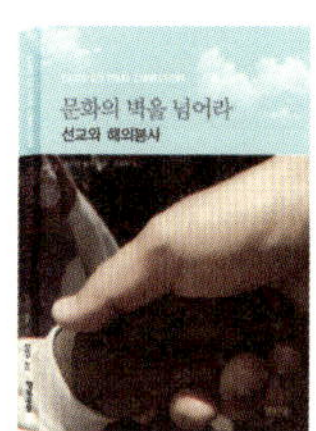

문화의 벽을 넘어라
-선교와 해외봉사

드와인 엘머 지음 / 김창주 옮김 / 326쪽 / 13,000원

이 책은 선교나 해외봉사에서 필요한 지혜를 가르쳐 줄 뿐만아니라 국제사업 분야에서도 활용될 수 있는 통찰력을 제공한다.

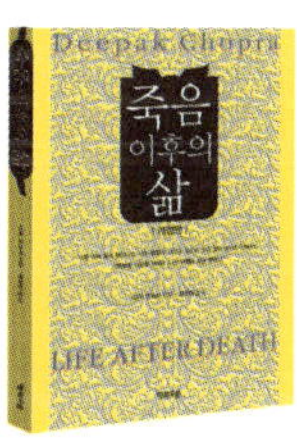

죽음 이후의 삶
-개정판

디팩 초프라 지음 / 정경란 옮김 / 신국판 / 339쪽 / 14,000원

타임지가 선정한 '세계를 움직인 100인' 중 한 명이자, 영혼문제의 대가인 디팩 초프라가 우리들에게 들려주는 삶과 죽음 이야기, 그리고 그 이후의 영혼여행 이야기. 프린스턴, UC 버클리, NASA등 전 세계의 유명 대학과 연구소의 석학들이 밝혀보려는 죽음 이후의 세계는 과연 어떤 것인가?

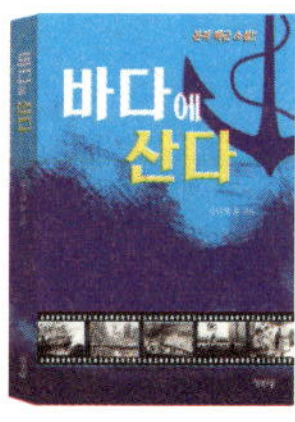

바다에 산다

다니엘 최 지음 / 208쪽 / 9,000원

2002년의 제2차 연평해전에서 온 몸을 다 바쳐 조국의 바다를 지켜낸 자랑스러운 우리의 해군 용사들. 아, 우리는 왜 그때 그들을 위해서 눈물을 흘려주지 못했던가…

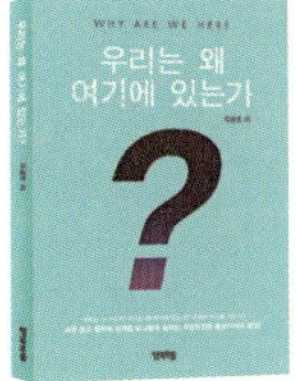

우리는 왜 여기에 있는가?

유광호 지음 / 신국판 312쪽 / 올 컬러 / 15,000원

우리의 몸은 137억년 우주의 신비를 고스란히
간직하고 있는 기적, 그 자체이다.
우리가 품는 모든 생각은 그 즉시 온 우주에 공명된다.
이러한 공명(共鳴)의 원리를 이용하면 어떠한 육체의 질병
이라도 치료할 수 있다. 이것이 대자연의 법칙이다.

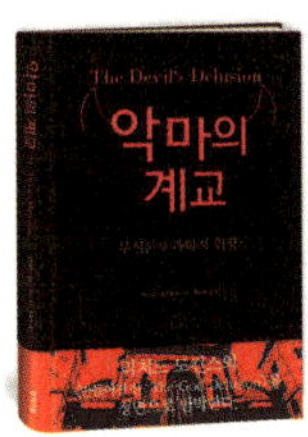

악마의 계교

무신론의 과학적 위장 – 신은 만들어지지 않았다!

데이비드 벌린스키 지음 / 현승희 옮김 / 양장 254쪽 / 16,500원

이 책은 무신론 과학자들의 억지 주장 속에 숨겨져 있는
허구들을 낱낱이 들추어낸다. 그리고 그들의 공격으로 인
해 고통당하고 있는 수백만의 믿는 사람들에게 자신감을
갖게 해 준다.

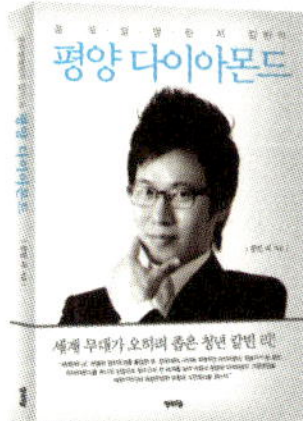

평양다이아몬드

칼빈 리 지음 / 올 컬러 280쪽 / 14,000원

세계2위 UC 버클리 정치학과를 졸업한 후, 만30세의 나
이에 세계적인 다이아몬드 전문가가 된 칼빈. 다이아몬
드를 하나의 산업으로 일구고자 전 세계를 넘어 마침내
평양에 다이아몬드 가공공장을 세우기까지의 파란만장
한 모험과 도전정신을 읽는다.

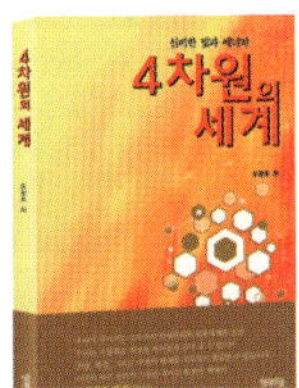

4차원의 세계

유광호 지음 / 신국판 288쪽 / 13,000원

누가 구름을 사라지게 하고 비를 멈추게 하는가?

양자물리학과 양자생물학을 파고 들어서
마침내 밝혀낸 4차원, 그 신비의 세계!

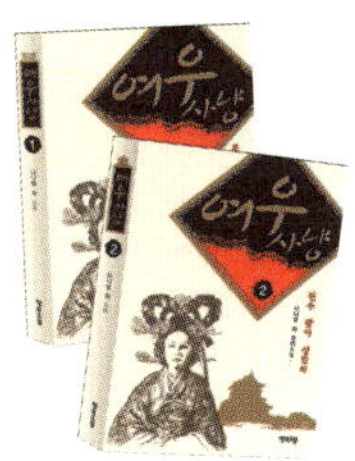

여우사냥

다니엘 최 지음 / 반양장 368쪽 / 각권 13,000원

제1권   조선의 왕비를 제거하라

제2권   원수 찾아 삼만리

이 책은 명성황후 시해사건의 핵심 3인방인 이노우에 가오루, 미우라 고로, 그리고 이토 히로부미의 젊은 시절을 추적함으로써 그들과 이 사건의 연관관계를 파헤친다.

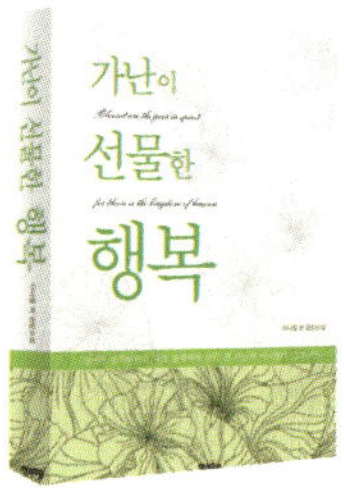

가난이 선물한 행복

다니엘 최 지음 / 368쪽 / 11,000원

직장에서의 퇴출, 창업, 사업실패, 극빈층으로의 전락… 갑작스런 환경의 변화를 견디지 못한 아내는 급기야 불륜의 늪에 빠지고…

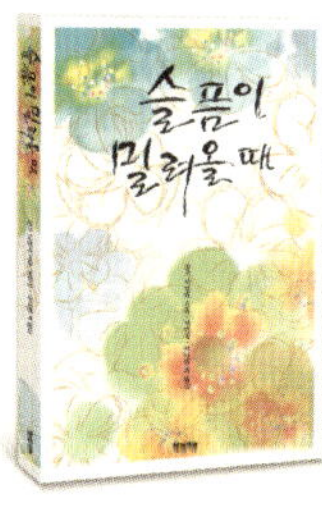

슬픔이 밀려올때

컬크 나일리 지음 / 지인성 옮김 / 240쪽 / 12,000원

이제 막 결혼하여 행복한 가정을 이루며 살아가고 있는 아들과 며느리의 삶을 지켜보는 것은 노 목사 부부의 크나 큰 기쁨이었다. 그러던 어느 날 아들의 갑작스런 죽음은 그들 가정에 엄청난 충격을 몰고 오는데…

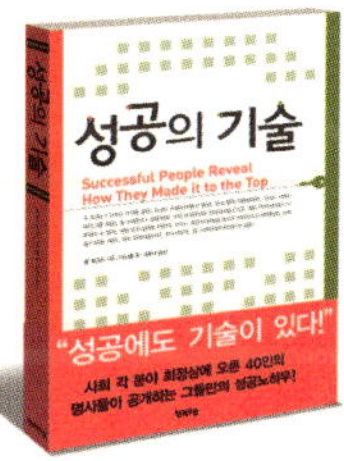

성공의 기술

빌 보그스 지음 / 최우수 옮김 / 284쪽 /13,000원

리처드 브랜슨, 바비 브라운, 르네 젤위거, 브룩 실즈 등, 사회 각계 각층에서 성공한 40인의 성공노하우 및 성공 뒤에 감추어졌던 실패담을 공개한다.

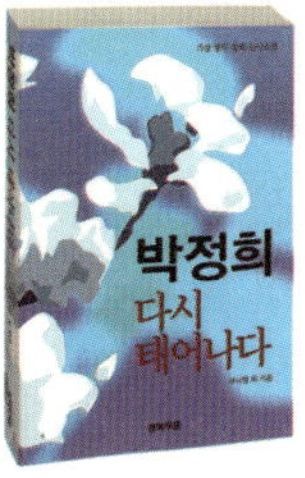

박정희 다시 태어나다

다니엘 최 지음 / 430쪽 / 13,000원

박정희 대통령과 육영수 여사가 만일 비운에
돌아가시지 않고 천수를 다 하셨다면 대한민국은
과연 어떻게 변했을까?
본격적인 가상 정치, 경제, 군사소설.

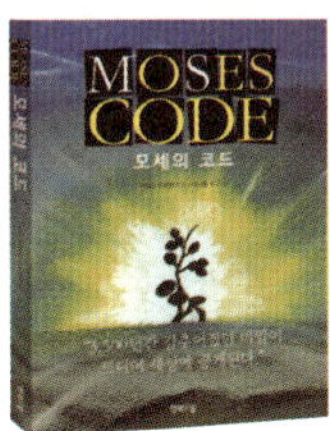

모세의코드

제임스 타이먼 지음 / 다니엘 최 옮김 / 208쪽 / 올 컬러 / 12,000원

3,500년간 감추어졌던 비밀이 이제 세상에 공개된다.
〈시크릿〉에서 시작된 끌어당김의 법칙은 〈모세의 코드〉
로 완성된다.

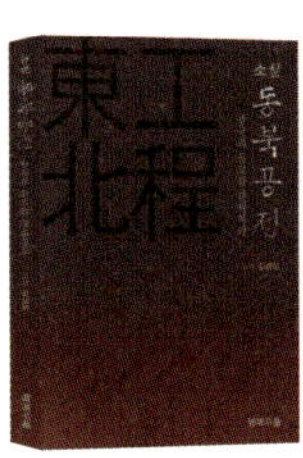

동북공정
– 중국의 음모를 분쇄하라

김경도 지음 / 356쪽 / 13,000원

아, 정녕 북한은 중국의 '동북제4성'으로 편입되고야
마는가?
중국의 동북공정 속에 숨겨져 있는 역사왜곡과 영토
확장 음모를 가장 정확히 파헤친 기념비적인 작품!

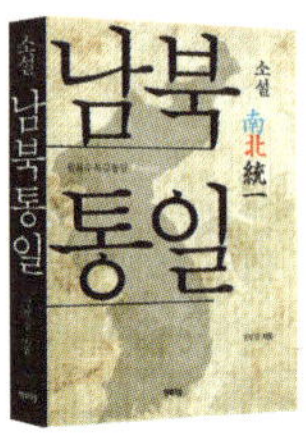

남북통일

정명철 지음 / 280쪽 / 11,000원

베일에 싸여진 인물 '천지'의 실체는 무엇인가?
그가 과연 북한을 움직이는 '보이지 않는 손'인가?
교도소에서 복역 중이던 한 엘리트 기자의 갑작스런 죽음,
뒤이어 발생하는 통일전문가들의 연속적인 사고사.
그리고 실종사건들…